DORMIDO AL VOLANTE: UNA LUCHA CONTRA LA NARCOLEPSIA

Jeffrey J. Wood

ISBN-13: 978-1-7341516-0-2

Este libro está dedicado a los recuerdos de mi hijo, Jeffrey Stephen Wood, mi hermano William Raymond Wood II y mi pequeño compañero, Hunter Bear.
Sherry Ann Wood, los extraño a todos.

CONTENIDOS

CAPÍTULO 1

DORMIDO AL VOLANTE

Era noviembre de 2009 y estaba en mi habitación en el Instituto Nacional de Salud. La enfermera del estudio acababa de entrar para darme mis instrucciones para darme de alta - acababa de terminar un estudio de investigación de tres semanas como paciente con narcolepsia

La enfermera me preguntó si alguna vez había sentido que estaba como en una película. Le dije: "Sí, de hecho, lo he sentido".

Procedí a contarle sobre un incidente que ocurrió alrededor de 1992. Tenía poco más de veinte años. Un corredor pasaba por mi vehículo un sábado por la mañana. De repente notó que estaba dormido en mi vehículo. Se detuvo para alcanzar la ventana del conductor para sacudirme y gritó: "Hola, amigo, ¿estás bien?"

"Sí, sí, estoy bien", respondí. Sin embargo, no sabía dónde estaba ni cómo había llegado hasta allí. Al parecer, había pasado la noche en mi auto en una calle lateral de Royal Oak, Michigan, con el auto en marcha y las ventanas bajadas, cuando el corredor me despertó.

Después de estar alerta y de pensar un poco mejor, recordé que la noche anterior había sido viernes por la noche y que había pasado por la casa de mi amigo. Me dijo que me había ido alrededor de las nueve de la noche - el corredor me despertó alrededor de las siete de la mañana siguiente. Eso me hizo pasar unas diez horas en las que no noté nada. Estaba a solo dos millas de la casa de mi amigo cuando el corredor me despertó, así que supongo que esa noche no fui para ningún otro lado. Por suerte, era verano y tenía todas las ventanas abiertas. No había estado bebiendo ni nada similar durante la noche anterior. Esta no había sido la primera vez (y estaba lejos de ser la última) que me ocurría algo así. Muchas veces me habían sucedido cosas extrañas como esta durante mi infancia y también como adulto.

CAPÍTULO 2

VELERO

Temprano en una tarde de domingo, en el verano de 1989, dos de mis amigos y yo nos dirigimos a un lago del área metropolitana de Detroit para reunirnos con familiares y amigos para una comida al aire libre junto al lago. Mi hermano me llamó más temprano esa mañana y me dijo que no olvidara el bote de pesca de aluminio de nuestra familia. Pensé que la idea sonaba bien: había pasado un tiempo desde que habíamos ido a pescar lubina. Mis amigos Nick y John se presentaron en mi casa alrededor del mediodía de ese día. "Nick", dije, "¿Por qué no me ayudan poniendo el bote encima de mi Oldsmobile?

Nick y John entraron y tomaron el bote de mi garaje y lo subieron a mi auto.

Yo estaba a cargo de amarrar el bote. Recogí un poco de cuerda del garaje y comencé a sujetar el bote con seguridad.

Recuerdo haber amarrado los lados primero, y luego corrí de vuelta al garaje para buscar mi equipo de pesca, para no olvidarlo. "Nick, John", grité, "agarren sus enfriadores y sus cosas, y pónganlas a la cajuela para que podamos salir". Cargamos el auto y luego terminé de amarrar el bote. Deslicé los remos al costado del bote cómodamente por los amarres laterales. Salté en el asiento del conductor cuando Nick se deslizó en el asiento del pasajero y John saltó en la parte de atrás. Yo pregunté,

"¿Están listos para irse?" Ellos respondieron: "¡Estamos listos!"

John me preguntó: "¿El bote está completamente amarrado?", Le respondí: "Sí, todo listo."

Nos dirigimos hacia la M-24 a través del corazón del norte del condado de Oakland, Michigan. Nos detuvimos en un semáforo en rojo cerca del Palacio de Auburn Hills, donde jugaba el equipo de baloncesto de los Pistones de Detroit. Les dije: "Miren, el palacio".

Nick respondió: "Sí, lo veo. ¿Y qué? "Entonces respondí: "Yo ayudé a construirlo". John intervino, "Si, sí, claro que lo hiciste".

"Me sorprende que siga en pie", agregó Nick. "Muy gracioso", le respondí.

La luz roja cambió y continuamos en carretera, pero al solo andar un poco, por suerte, también quedamos atrapados por la siguiente luz roja.

Recuerdo que era un día muy caluroso de verano y teníamos todas las ventanas abajo. En el carril de al lado, estaba otro conductor que también tenía la ventana abajo. Me estaba gritando algo; No podía escucharlo, así que apagué la radio y grité: "¿Qué?"

El conductor volvió a gritarme, y esta vez pensé que lo había escuchado claramente: "¿Vas a navegar en el barco?" Le dije: "No, vamos a remar con él".

Justo en ese momento, Nick me golpeó en el hombro y dijo: "No, idiota, él quiere saber si quieres vender el bote".

Le grité al conductor del otro automóvil: "Lo siento, hombre. No lo estoy vendiendo. Quiero conservarlo, pero gracias por preguntar.

El conductor gritó: "Está bien, diviértete". Le dije: "¡Gracias!"

La luz cambió, y nos dirigimos de nuevo hacia el lago.

Alrededor de una milla más o menos en el camino, comenzamos a subir una colina. Recuerdo poder mirar desde el parabrisas del auto en la parte delantera del bote. El bote pareció saltar un poco, y de repente, la cuerda delantera se rompió. No lo podía creer; Observé el bote desde el espejo retrovisor, volando en el aire como una cometa. Los remos giraban en el aire como helicópteros. Me di la vuelta y miré detrás del auto mientras todavía estábamos manejando; con horror, todo lo que podía pensar era que acababa de matar a alguien. Observé el bote golpear el pavimento como un avión, los autos se comenzaron a desviar del accidente, como si fuera una película. En ese momento, Nick gritó: "Jeff, ¡cuidado!". Mi auto cayó en la zanja al costado de la carretera. Dimos varias vueltas; pude hacer que el auto se detuviera sin demasiados incidentes y sin que nadie resultara herido.

En ese momento me di cuenta de que los autos detrás de nosotros lograron pasar intactos, pero necesitaba sacar el bote de la carretera antes de que otro auto lo golpeara. Afortunadamente, dos personas de una casa cercana sacaron el bote y los remos del camino. Estaba tan aliviado; Nadie había salido herido. Lo único que resultó dañado fue el bote y los remos. Un ángel debió haberme estado cuidando ese día.

Hablé con los residentes de la casa que sacaron el bote del camino. Les di las gracias. Me dijeron que estaban felices de ayudar y cosas así sucedían por allí todo el tiempo. Nick, John y yo volvimos a poner el bote en el auto; Esta vez verificaron que realmente estuviera bien amarrado. Decidimos continuar nuestro viaje al lago; después de todo, ya casi estábamos allí.

Una vez en el auto, Nick me dijo: "Después de todo, el chico que conocimos antes en el semáforo en rojo tenía razón, Jeff. Terminaste "navegando" el bote ".

Le dije: "Muy gracioso, Nick". En ese momento ni siquiera me importaba que me estuvieran haciendo bromas. Estaba feliz de que todos estuvieran bien.

Cuando llegamos al lago, los tres desempacamos el bote y el resto de las cosas del automóvil. Pusimos el bote en el agua, y realmente se podía ver que el bote de aluminio había sufrido un golpe tremendo. Sin embargo, el bote todavía era utilizable. En el agua, parecía que el bote siempre quería girar hacia la derecha; Fue un espectáculo digno de ver. Recuerdo que mantuvimos el bote durante años después de eso. Un día, sin embargo, alguien robó el bote detrás de la cabaña de mi familia en el norte de Michigan. Cuando sucedió, mi hermano mayor mencionó que si alguna vez veíamos ese bote en un lago algún día, sabríamos que era el nuestro. Los dos nos reímos. No estoy seguro, pero todo el incidente del bote probablemente tuvo algo que ver con mi narcolepsia y falta de alerta en ese momento.

CAPÍTULO 3

RUEDA VOLADORA

Un sábado por la noche en 1994, mi amigo Craig y yo nos dirigimos a un bar local para ver a la banda. Manejamos mi vehículo, y mientras nos dirigíamos al bar, mi auto emitía un sonido extraño desde el frente. Llegamos al bar; estaba a solo unas pocas millas de nuestras casas. Pedimos bebidas y nos sentamos a ver la banda. Estaba preocupado por mi vehículo, así que llamé a Kurt, que era un tipo que sabía que sabía mucho sobre automóviles. Le expliqué lo que estaba pasando y que mi auto estaba haciendo un ruido extraño. Me dijo que probablemente eran los frenos y que lo verificaría por la mañana, lo que me pareció bien. Craig y yo vimos un par de bandas tocar sus canciones, y luego decidimos irnos a casa.

Mi auto seguía haciendo el ruido extraño. Un par de millas después, a medio camino del bar, entré en una intersección. De repente, escuché un fuerte ruido y sentí una sacudida en la parte delantera. La rueda lateral de mi conductor salió volando del auto. El impulso del auto nos arrastró y nos llevó al estacionamiento de la estación de servicio, donde vi la rueda del auto rebotar a través de una ventana. Aunque había cristales rotos por todas partes, nadie resultó herido.

La policía fue llamada a la escena y yo estaba bastante preocupado. El oficial de policía pidió mi identificación, y rápidamente se la di. Mientras miraba mi licencia y mi registro, recordé que tenía un arco y una flecha en mi asiento trasero porque practicaba con el más temprano en el día. La proa no estaba en un caso, y sabía que podría obtener una multa por eso. El oficial notó el arco sin funda y mencionó que también era un cazador de arco. No parecía importarle que no estuviera en su funda, así que me relajé.

El oficial de policía continuó completando su informe policial. Mencionó que parecía que alguien estaba tratando de matarme y que la persona aflojó mi rueda. Eso se sintió aterrador, no había pensado en eso. El oficial anunció que terminaría su informe y que yo podría seguir mi camino y que no recibiría una multa. Esa fue una buena noticia para mí.

Cuando el oficial comenzó a caminar por la escena para poder elaborar su informe, me preguntó dónde había comenzado a salir la rueda. Le dije que había sucedido justo en el medio de la intersección. Salió a revisar las marcas de deslizamiento y regresó con algunas malas noticias. Le dije: "¿Qué pasa?"

Él respondió: "La rueda se salió del auto en la ciudad vecina y chocó aquí".

"¿Y ahora qué?" El oficial me dijo que tenía que llamar a la policía de la otra ciudad, ya que era su jurisdicción.

Dos oficiales de la ciudad vecina llegaron unos cinco minutos después, y no fueron tan amables como el primero. Afortunadamente, aún evité una multa. Completaron el informe. Volví a poner la rueda y seguí mi camino.

Todavía no sé hasta el día de hoy si alguien aflojó mi rueda o si fue mi culpa. Me pasaron muchas cosas extrañas similares a esto antes y después de ese día.

CAPÍTULO 4

ESTAMOS TOMANDO TU SANGRE

Era noviembre de 1996, y estaba justo en el medio de la península superior de Michigan en uno de mis momentos favoritos del año: la temporada de caza de venados. Como Jeff Daniels dijo en la película *Escanaba in da Moonlight*, "¡Es como la Navidad, pero con armas!"[1] ¿Necesito decir más? Esta temporada se perfila como la mejor hasta ahora. Los campos de caza nunca habían estado tan llenos. Más de veinte personas, familiares y amigos, se reunieron en las tres pequeñas cabañas, carpas y remolques que se dispersaron por el campamento de caza de veinticinco acres que mis cuatro hermanos y yo compartimos en un

---

1 *Escanada in DA Moonlight*, dirigida por Jeff Daniels, Estados Unidos: Purple Rose Films, 2001

lugar remoto entre Manistique y Escanaba, Michigan. La mayoría estaban allí para cazar, algunos para alejarse de la ciudad y la carrera de ratas, pero todos estaban allí para pasar un buen rato.

Por lo general, los campos de caza comenzarían a poblarse aproximadamente una semana antes del día de apertura de la temporada de caza, que, en Michigan, siempre es el 15 de noviembre. Durante esa semana, tendían a aparecer más y más cazadores y fiesteros, hasta el 14 de noviembre, la víspera de la apertura, cuando todo el resto se acumularía. Daniels tenía razón. Todos los adultos tuvimos la misma sensación en la noche del 14 de noviembre que cuando éramos niños en la víspera de Navidad - esa sensación que no se puede describir con palabras. Alrededor de las 9:00 p.m., todos en el campamento estaban dando los últimos toques a lo que sea que necesitaran para que la temporada de caza fuera excelente. Algunos estaban preparando almuerzos para quedarse fuera todo el día; otros estaban en el bosque en un viaje por carretera. Otros seguían celebrando y brindando con una cerveza o un trago, cualquiera que fuera su bebida preferida. ¿Y yo? Estaba demasiado cansado y todo lo que quería hacer era acostarme y levantarme temprano. Mi amigo Tom tenía otros planes.

"Vamos, vamos a la ciudad y veamos las bandas en los bares. Sabes que será grandioso".

Le respondí: "Realmente no tengo ganas esta noche".

Tom me hizo sentir culpable y me recordó que, si estuviera en su campamento de caza, me sacaría para que lo pasara bien. Me rendí, y Tom, mi amigo Craig, y yo nos subimos a mi auto y nos dirigimos a la ciudad.

Eran alrededor de las 11:00 p.m. cuando llegamos al primer bar. Las cosas iban bien, la banda estaba tocando genial y todos la estaban pasando bien. Tomé una cerveza, pero solo quería una, estaba teniendo cuidado porque sabía que tenía que conducir. Pasó aproximadamente una hora y coincidimos con un par de amigos que conocíamos y decidimos irnos a otro bar.

Este bar estaba justo a las afueras de la ciudad; A partir de ahí, la carretera de dos carriles pasaba por millas hacia el bosque y las zonas muy rurales. Recuerdo que pedimos una pizza grande y todos tomaron más copas. Tomé una cerveza más, pero ni siquiera la terminé. Sé lo que puedes estar pensando, es como decir "Me fumé un porro, pero no lo terminé". Lo entiendo, nunca debería beber ni una cerveza y conducir, pero habiendo dicho eso, tuve cuidado. Escuchamos algo de música y jugamos un poco de billar, y luego, antes de darnos cuenta, era hora de irnos. Las dos amigas que conocimos en el bar nos preguntaron si podíamos llevarlas a casa, y felizmente aceptamos.

Los cinco nos dirigimos por la carretera hacia el bosque conmigo al volante. Noté un vehículo detrás de nosotros mientras viajábamos hacia el oeste. Cindy, la dama en el asiento delantero, vivía más cerca, así que decidimos llevarla a casa primero. Le dije que me avisara cuando girar. Justo entonces ella gritó: "¡Aquí mismo! ¡Gira a la derecha aquí!"

Giré, pero no fue un giro suave No tuve tiempo de señalizar, y tomé el giro un poco salvaje. Cindy se disculpó por no avisarme por adelantado de dónde estaba su calle.

El vehículo detrás de nosotros siguió con luces intermitentes y sirenas, y me detuve en el borde de la carretera de inmediato. Era un auto de la policía estatal con dos oficiales. Se acercaron a uno a cada lado. Bajé la ventanilla y escuché la voz de una dama que me pedía mi licencia, registro y comprobante de seguro.

Busqué y le entregué a la oficial mis papeles. Ella preguntó: "¿Sabes por qué te detuve?"

Le dije: "No estoy seguro".

Ella respondió: "Giraste muy salvajemente allí, Sr. Wood".

"Si lo es; lo siento", respondí.

En ese momento, la oficial notó que reconocía a la pasajera en el asiento delantero. Ella dijo: "¡Hola, Cindy!". No estaba seguro de si eran buenas o malas noticias.

La oficial me pidió que saliera del vehículo y me preguntó si había estado bebiendo. Le informé que había tomado dos cervezas. Luego me preguntó si me importaría que realizaran una prueba de sobriedad en la carretera. Estuve de acuerdo.

Primero, me hicieron pararme de puntillas (esa es una de mis favoritas). Luego, me dijeron que me tocara la nariz y los pies. Sentí que lo había hecho bien. Luego, debía recitar el abecedario. Lo canté perfectamente, y luego el otro oficial dijo: "¡No se supone que los cantes!" Le dije que esa es la única forma en que sé cómo hacerlo, así es como me lo había enseñado mi maestra de jardín de infantes, la Sra. Chapman. Él pudo haber pensado que estaba siendo un tonto haciéndome pasar por inteligente, pero lo decía en serio. Para la próxima prueba, debía seguir el dedo de la dama oficial de un lado a otro. Luego debía seguir su pequeña luz de un lado a otro.

Cuando terminaron esas dos pruebas, ella comentó: "Tienes una mirada bastante horizontal".

Pensé, *Bueno, lo que sea que eso signifique.*

En este momento, ella decidió hacerme una prueba de alcoholemia. Ella dijo: "Cuando diga ya, sopla aquí tan fuerte como puedas".

Lo hice, soplé muy fuerte. En ese momento, el oficial masculino (Oficial Duggan) dijo: "No está soplando lo suficientemente fuerte".

La mujer oficial (Oficial Macon) me sugirió que volviera a intentarlo. Estuve de acuerdo, y esta vez, soplé con todas mis fuerzas, me sentí como el lobo tratando de derribar la casa de ladrillos de los tres cerditos. De nuevo, el oficial Duggan gritó: "No está soplando lo suficiente". En ese momento, miré el alcoholímetro y decía ".04". En este momento, me preguntaba si me iban a dar una multa, o si podríamos continuar con nuestro camino. La oficial Macon me miró y dijo: "¡Tus ojos están muy rojos!"

"Gracias", le dije con una sonrisa. "Los tuyos son bastante azules". Luego me informó que yo los tendría que acompañar a la estación de policía, y que era mejor que soplara más fuerte allí. En ese momento, le preguntaron a mi amigo Craig si se realizaría una prueba de alcoholemia para ver si podía conducir mi automóvil y llevar a todos los pasajeros a casa. La policía le aseguró que no tendría nada que perder si no pasaba la prueba; todo lo que significaría era que no podría conducir mi automóvil.

Craig pasó la prueba y lo dejaron conducir mi auto. Al menos no me confiscarían mi vehículo, eso fue una buena noticia. La oficial Macon me esposó y me colocó en el asiento trasero cuando el oficial Duggan me recordó que era mejor que soplara más fuerte en la estación. Luego mencioné: "Oye, ¿esa prueba de aliento no decía .04?"

La oficial Macon luego me informó que no sabía en qué estaba, pero que yo estaba en algo, y que iban a tomarme una prueba sangre y analizarla.

"Realmente", dije. "¿Pueden hacer eso?"

"Por supuesto que podemos", dijo. "Por cierto, el análisis de sangre verifica si tienes THC, además de otros tipos de droga".

Yo respondí: "Lo que sea. No fumo marihuana y no consumo drogas".

Llegamos al cuartel general de la policía en algún momento alrededor 3:00 de la madrugada. Una vez más, soplé el alcoholímetro y luego uno de los oficiales dijo: "Llévalo al hospital". Me cargaron en la parte trasera del auto de la policía nuevamente y me enviaron a el hospital. Solo estuvimos en el hospital unos cinco minutos. No peleé con la enfermera; La dejé tomar mi sangre. No recuerdo si dijeron que tenían una orden judicial o algo, o si incluso la necesitaban. Una cosa es segura: esa fue mi experiencia más rápida dentro un hospital antes o desde esa noche. Eso me hace preguntarme si tendríamos un sistema nacional de atención médica en Estados Unidos, ¿sería mucho más rápido sin kilómetros de papeleo? y, de ser así, ¿sería mucho más barato?

Juro que solo fueron pasaron diez minutos más o menos cuando me tomaron las huellas digitales, sonreí a la cámara y me hicieron pasar la noche en una bonita celda fría. Yo era el único allí en ese momento (al menos en mi área de la cárcel), pero a las 3:00 a.m., supongo que todavía era temprano para un sábado por la noche, las cosas estaban a punto de ponerse más ocupadas.

Recuerdo que eran las 3:45 a.m., cuando pregunté qué hora era al oficial que escoltó a mi nuevo vecino a la celda a mi lado. Pensé, *bueno, al menos tengo compañía*. Parecía un buen tipo y se presentó de inmediato diciendo: "Soy Tim".

Le respondí: "Soy Jeff".

Me preguntó para qué estaba allí, supongo que esa es la primera pregunta que todos hacen cuando pasas una noche en la cárcel. Le dije: "Estoy aquí por conducir ebrio".

"¿De Verdad? No te ves borracho ", dijo.

Le dije: "Gracias. Eres el único aquí que piensa eso". Le conté mi historia de la noche y cómo llegué allí.

"Esas son tonterías", dijo.

"Yo también lo creo, pero ¿qué más puedo hacer?"

Ahora era mi turno. Le dije: "Bueno, Tim, ¿por qué estás aquí?"

"Una disputa doméstica", dijo. Tim procedió a contarme su historia. Mencionó que él y su esposa estaban discutiendo sobre facturas y otras cosas.

"Mi esposa y yo estábamos teniendo una buena noche, de verdad, cada uno tomamos unos tragos. Nada importante, sabes que es sábado por la noche", dijo.

"No lo sé", respondí.

"De todos modos", continuó, "Jamie (ese era el nombre de su esposa) comenzó a hablar sobre las facturas que vencen y la Navidad que viene y cosas así. Entonces, estaba tratando de ver televisión y relajarme. Sin embargo, ella no se detenía, así que me levanté y fui a la cocina para alejarme de ella. Ella decidió seguirme allí y siguió enfrentándome, así que la aparté. Jamie golpeó su cabeza contra la pared, no con fuerza ni nada. Sin embargo, estaba enojada y decidió llamar a la policía. Una vez que llaman a la policía, alguien siempre va a la cárcel, así que aquí estoy.

Me sentí mal por él, realmente parecía un buen tipo, y realmente parecía arrepentido. Pensé, *mis problemas no son tan malos.*

Tim continuó hablando. "No me importó; realmente no pensaba que podría dormir de todas maneras".

Me dijo que estaba muy preocupado y que no sabía qué podría pasarle. Le dije: "No debería ser tan malo, tu esposa te ama, ¿verdad?"

Él respondió: "¡Oh, diablos, sí!"

"Ahí tienes, solo dile al juez exactamente lo que me dijiste, y no debería ser tan malo".

Tim me miró y confesó: "Pero esta es la tercera vez".

"Wow", le dije. "Eso apesta".

"Sí. . ." él dijo. Ese fue prácticamente el final de nuestra conversación. Me quedé dormido y dormí el resto de la noche (lo poco que quedaba de todos modos).

"¡Despierta! Es hora de irnos, te han sacado".

El oficial a cargo de la cárcel vino a buscarme y me llevó al frente de la cárcel. Eran aproximadamente las 7:00 a.m. y me di cuenta de que solo había estado en la celda durante unas horas.

"Tu amigo Craig está aquí para recogerte; Él ya pagó tu fianza. Sin embargo, tendrás que soplar en un alcoholímetro para ver si estás sobrio".

Estuve bien con esto y soplé en la máquina (solo una vez esta vez): el oficial me lo mostró y me mostró todos los ceros en la pantalla.

Craig me saludó en la recepción de la estación de policía. Tenía una copia del informe policial y lo estaba leyendo. Justo entonces, Craig dijo: "No veo nada en la prueba de sobriedad en la carretera que haya fallado; Todo se ve bien. Todo lo que dice es que cantaste tu abecedario ...

Interrumpí: "Esa es la única forma en que sé cómo hacerlo".

"Sí, lo que sea", respondió Craig. "La única otra cosa que veo aquí dice que tienes una mirada horizontal, lo que sea que eso signifique".

"Bien", dije. "Lo que sea que eso signifique."

Craig nos llevó de vuelta al campo de caza. Era el día de la inauguración, y al menos estaba listo para eso. Cuando llegamos al campamento, había salido el sol y todos estaban cazando. Le agradecí a Craig por venir a buscarme, y después de eso, salí de inmediato.

Alrededor del mediodía del mismo día, la mayoría de los cazadores comenzaron a regresar al campamento. Recuerdo que alguien gritaba: "¡Levántate, muchacho borracho! Me debes dinero."

Estaba pensando, ahora viene la peor parte - *Todos me tratarán mal por haber sido arrestado.* Aparentemente, Tom y Craig habían despertado a todos cuando llegaron al campamento alrededor de las 3:00 a.m. y habían recogido ayudas para llegar a $ 500 para rescatarme, y ahora le debía a varias personas varias sumas de dinero. Les aseguré a todos que les devolvería el dinero tan pronto como pudiera llegar a un banco.

Mucha gente en el campamento me estaba haciendo pasar un mal rato y dije: "¡No estaba borracho!"

Supongo que eso no era lo mejor que podía decir. La mayor parte del campamento decía cosas como "Claro que no estabas borracho, es por eso que te mantuvieron toda la noche en la cárcel". Hubo algunos tipos que realmente me creyeron.

Esa temporada de caza no fue la mejor para mí, no hace falta decirlo. Sin embargo, salí a cazar en la noche de apertura y embolsé una cierva. Supongo que mi suerte no fue del todo mala.

La policía estatal había tomado mi licencia, pero me habían dado una de papel hasta mi cita en la corte. Me dirigí a casa unos días después y volví al trabajo. Este era el momento más ocupado para nosotros, los carpinteros: trabajábamos siete días a la semana y de diez a doce horas al día construyendo el Auto Show de América del Norte que tendría lugar en Detroit en unos dos meses. Realmente apestaba, pero tenía que decirle a mi jefe que necesitaba tomarme un par de días fuera del trabajo para conducir las cuatrocientas millas de regreso al norte de Michigan para asistir a mi cita en la corte. Iba a ser justo antes de Navidad, estábamos ocupados y acababa de tomarme una semana libre para la temporada de caza.

Le hice saber a mi jefe, y él fue realmente genial al respecto. Le conté toda la historia. Se sintió mal por mí y dijo: "Necesitas un buen abogado".

"Lo sé", dije. "He llamado a un par de abogados de la zona en este momento".

Pasó aproximadamente otra semana y recordé que tenía que llamar a la corte sobre los resultados de mi análisis de sangre. Lo hice, y hablé con una de las damas que me dijo la buena noticia de que yo no estaba borracho. Le dije que lo sabía desde siempre y le pregunté qué pasaría ahora: ¿me devolverían mi dinero y mi licencia? Ella me dijo que probablemente me reembolsarían el dinero de mi fianza pero que podrían haber destruido mi licencia.

¿Dije que? ¿Por qué hicieron eso? Estaba enojado. Le dije a la dama, "iba a ser amable por lo sucedido, pero ahora creo que voy a abrir una demanda".

Inmediatamente ella dijo: "Déjame hablar con el fiscal". Ella lo colocó al teléfono.

El fiscal se disculpó rápidamente por todo el incidente y me dijo que lo arreglaría. Me aseguró que recuperaría el dinero de mi fianza y que se retirarían los cargos. También declaró que me escribiría una carta para llevarla a la secretaria de estado para que restablezca mi licencia. Lo hizo, y ese fue el final de esa experiencia. Escribí una carta al juez sobre cómo me trataron, no estoy seguro de si sirvió de algo.

¡Qué pesadilla! Al menos no tenía que tomarme tiempo libre del trabajo. Años después, cuando descubrí que tenía narcolepsia, pensé que el oficial podría haber visto algo en mis ojos que no estaba del todo bien. No estoy seguro de lo que quería decir con una mirada horizontal, pero saqué una canción. El coro dice algo como esto (Traducida de la Original en Inglés):

> *Tienes una mirada horizontal, es mejor que la cambies,*
> *porque estás demasiado borracho para manejar,*
> *demasiado borracho para manejar*
> *Tus ojos parecen sangrar y te estás tambaleando, y estás*
> *demasiado borracho para manejar, demasiado*
> *borracho, o sí*

Original:

> *You got a horizontal gaze and you better change your ways*
> *Cuz you're too drunk to drive too drunk to drive*
> *Your eyes look like their bleeding and you're swerving and*
> *your weaving and you're too drunk to drive too drunk*
> *to drive oh yeah*

Cualquier experiencia de la que puedas sacar una canción no puede ser tan mala. Nunca la grabé, pero tal vez algún día. Si mi madre estuviera viva, sé lo que diría sobre la canción. "Jeffrey, ¡beber y conducir no es algo de lo que debas burlarte!"

Lo sé, mamá, pero no estaba borracho. Ese es el punto.

Tuve muchas pruebas de sobriedad en la carretera antes y después de esa fatídica tarde de noviembre, pero no más arrestos. Esta es otra razón por la que le digo a la gente que la narcolepsia puede hacer que parezcan ebrios de vez en cuando. Es algo realmente loco cuando lo piensas.

CAPÍTULO 5

NARCOLEPSIA

En este punto, creo que es un buen momento para informar al lector sobre algo de lo que sabemos sobre la narcolepsia. Según la Red de Narcolepsia2, la narcolepsia es un trastorno neurológico del sueño que puede comenzar a cualquier edad y continuar durante toda la vida. La Red de Narcolepsia generalmente cree que la narcolepsia afecta a aproximadamente 1 de cada 2,000 personas. El trastorno parece afectar a hombres y mujeres por igual. También se cree que tiene aproximadamente la misma prevalencia en todas las razas, aunque he visto información que muestra que, en Japón, hasta 1 de cada 500 personas están afectadas.

---

2 Red de Narcolepsia, ingresada el 26 de Octubre de 2018, https:// harcolepsynetwork.org

La predisposición a la narcolepsia parece ser genética. Tener los genes no significa que tendrás el trastorno, pero en la mayoría de los casos, si no tienes los genes asociados con la narcolepsia, probablemente no la tendrás. En 1998, los investigadores de la Universidad de Stanford descubrieron dos químicos cerebrales llamados hipocretinas uno y dos (también llamados orexina a y b) - estos neurotransmisores están involucrados en la regulación de los ciclos de sueño/ vigilia, así como otras funciones corporales, como el metabolismo. Las investigaciones han demostrado que la mayoría de las células productoras de hipocretina, ubicadas en el hipotálamo, han sido destruidas en los cerebros de quienes desarrollan narcolepsia y cataplejía. Los científicos creen que la narcolepsia con cataplejía (también llamada narcolepsia tipo 1) probablemente sea causada por la pérdida de hipocretinas y que la narcolepsia sin cataplejía (también llamada narcolepsia tipo 2) probablemente sea causada por un defecto en la transmisión o uso de una o ambas hipocretinas. Los síntomas principales de la narcolepsia son los siguientes:

- Somnolencia diurna excesiva
- Cataplejía (este es el segundo síntoma principal de la narcolepsia. Es una pérdida repentina del control muscular voluntario; esto puede ser provocado por emociones como el miedo, la risa, la sorpresa o la ira.

La cataplejía puede ocurrir con mayor frecuencia durante los períodos de estrés y fatiga).

- Sueño nocturno interrumpido
- Alucinaciones hipnóticas
- Parálisis del sueño
- Y para mí y para muchos otros pacientes, el comportamiento automático: La realización de tareas rutinarias sin conciencia es bastante frecuente en muchos pacientes

La persona promedio recorrerá sus ciclos de sueño con un sueño con movimientos oculares lentos durante aproximadamente setenta a noventa minutos antes de que comience su movimiento ocular rápido (o ciclo de sueño REM). Una persona con narcolepsia a menudo comienza su ciclo REM dentro de los cinco minutos de haberse quedado dormida.

Consulte a un médico si tú o alguien sospechan que puedes tener un trastorno del sueño. Un estudio de sueño durante la noche suele ser la primera prueba importante que puedes realizar. Si se sospecha que un paciente tiene narcolepsia, se realiza una prueba de sueño diurna llamada MSLT. Esta prueba es el mejor recurso actualmente disponible para el diagnóstico de la narcolepsia. Se puede realizar un análisis de sangre genético en el paciente para ver si la persona porta uno de los genes asociados con la narcolepsia o la cataplejía. Recuerda, muchas personas portan estos genes, por lo que el análisis de sangre debe realizarse principalmente para descartar la narcolepsia. Si no llevas uno de los genes, lo más probable es que no tengas narcolepsia; Si llevas los genes, se deben realizar más pruebas. La presencia del marcador genético solo sugiere una posible predisposición a la narcolepsia. Para comprender mejor este hecho, una persona con una predisposición genética a cualquier enfermedad o trastorno tiene una mayor probabilidad de desarrollarlo, pero eso no significa que lo hará. Una persona con una enfermedad genética como la fibrosis quística o la enfermedad de Tay-Sachs habrá nacido con la enfermedad si es portadora del gen o la combinación de genes asociada con esa enfermedad. Una persona con narcolepsia puede pasar muchos años sin ser diagnosticada. Mis primeros síntomas aparecieron cuando tenía cuatro años. Lo sé por relatos de primera mano de mis hermanos mayores.

No me diagnosticaron hasta los treinta y siete. La narcolepsia puede aparecer como muchos trastornos y enfermedades diferentes, como el trastorno por déficit de atención e incluso la epilepsia; La apnea del sueño también puede aparentar ser narcolepsia para un profesional sin entrenamiento. Por estas razones y muchas más, muchas personas con narcolepsia sufren sin saberlo durante muchos años. La narcolepsia con cataplejía, a veces llamada narcolepsia tipo uno, suele ser mucho más fácil de detectar que la narcolepsia sin cataplejía, a veces denominada narcolepsia tipo dos. Esto se debe a que la cataplejía es casi exclusiva de las personas con narcolepsia.

A veces, la narcolepsia se puede diagnosticar en lugar de otra enfermedad o trastorno. Los estudios han demostrado que muchas personas con trastornos causados por trabajar por turnos han sido diagnosticadas con narcolepsia, solo más tarde para descubrir que tienen el trastorno de trabajadores por turnos.

Se ha pensado durante mucho tiempo que la narcolepsia ocurre principalmente en personas más jóvenes o adolescentes; La causa exacta aún se desconoce. Se teoriza que la narcolepsia se desencadena por una enfermedad, un desencadenante ambiental o una experiencia traumática, generalmente en un niño o adolescente. En algunos pacientes, se cree que otra forma de narcolepsia es causada por un traumatismo en la cabeza, aunque este tipo de narcolepsia parece ser más rara y puede o no estar asociado con una predisposición genética a la narcolepsia. Se necesita más investigación acerca de esto. Es importante tener en cuenta que una experiencia traumática no es lo mismo que un trauma en la cabeza. Una experiencia traumática podría ser muchas cosas, como una violación, ser robado a punta de pistola, quedar encerrado en un armario, sobrevivir a un accidente o cualquier experiencia que pueda ser angustiante para el cerebro. En los últimos años, algunos investigadores han señalado que la narcolepsia es una posible enfermedad autoinmune. Con suerte, en un futuro no muy lejano, se descubrirán más pruebas que puedan conducir a mejores tratamientos o incluso a una cura.

CAPÍTULO 6

JUGUETEO

Recuerdo de principios de la década de 1970: tenía unos cuatro años y tenía un comportamiento que mi padre llamaría jugueteos. Es difícil de explicar, pero hacía algo extraño con mis manos. Recordando, mi hermano, que tenía doce años en ese momento, me contó que era como si estuviera jugando a un Game Boy, pero no tenía nada en mis manos. Por supuesto, esto fue muchos años antes de tal invención. También dijo que movía mis dedos en lo que parecían ser semicírculos, caminando y jugando mi Game Boy invisible.

Recuerdo que caminaba sin nada en mis manos y, a veces, con algo en mis manos. Podía recoger cualquier cosa, como un juguete o un lápiz, y mi padre los llamaba ramas de jugueteo. En momentos en que esto sucedía, quedaba bailando como si estuviera jugando a un Game Boy invisible, y mi padre gritaba: "¡Jeffrey, para!"

Casi siempre me detenía cuando gritaba mi nombre. Con el beneficio del tiempo y la investigación, he llegado a una posible conclusión de lo que estaba haciendo.

Lo más probable es que estuviera involucrado en un comportamiento automático, un síntoma común de la narcolepsia. Sé que, cuando hacía esto, siempre estaba soñando despierto. Todavía hago esto hasta el día de hoy, de hecho, cuando estaba escribiendo este capítulo, me tomé un descanso y me sorprendí haciéndolo de nuevo. A veces, cuando me involucraba en este comportamiento, fingía en mi mente que estaba afuera jugando béisbol o fútbol o lo que sea. Cuando mi papá me gritaba que parara, creo que se liberaba un químico en mi cerebro como respuesta a que escuchara mi nombre. Luego salía de allí, como si fuera liberado de un estado hipnótico. Es muy probable que este comportamiento sea una forma del síntoma de narcolepsia con respecto al *comportamiento automático*.

Seguí con este jugueteo por el resto de mi infancia. Creo que mis padres se acostumbraron a esto y nunca pensaron demasiado en ello. Mis acciones en este momento no eran normales y probablemente eran de los primeros síntomas de narcolepsia que vivía. Como mencioné, todavía hago esto, incluso como adulto.

Otros relatos de mis hermanos y familiares de mis primeros síntomas de narcolepsia incluyen quedarme dormido en medio de una conversación, esto comenzó a ocurrir cuando tenía seis años y parece que continuó durante toda mi infancia. En más de una ocasión, me desperté con la ropa puesta sobre mi pijama; Siempre pensé que era alguien bromeando conmigo. Supongo que no.

Recuerdo que, cuando era muy joven, mis sueños parecían realmente asustarme. Pensé que esto era normal - nunca soñé de otra manera. Recuerdo haberme despertado y no querer volver a dormir. Entonces, un día, decidí decirles mis sueños que no les tenía miedo y que les iba a decir qué hacer. No sé si alguien me dijo que hiciera esto o si lo pensé por mi cuenta. Parecía funcionar muy bien: podía controlar el resultado de mis sueños y podía conciliar el sueño sin tener miedo. Le he contado a la gente sobre esa habilidad a lo largo de mi vida, pero la mayoría de la gente me ha mirado diciéndome, *Seguro, Jeff.*

Al investigar información para mi libro, encontré que otras personas también han experimentado esta capacidad de controlar sus sueños, se llama sueño lúcido. Mi hija de cinco años ha despertado recientemente de muchos malos sueños. Le mencioné que le contara sus sueños que ella tiene el control y que no pueden asustarla. Ella hizo exactamente eso, y sus sueños parecen haberse vuelto mucho más agradables, al menos por el momento. Tal vez mi padre me dijo lo mismo cuando era niño - no lo sé. No puedo preguntarle, ya que falleció antes de que me diagnosticaran narcolepsia.

Cuando me diagnosticaron por primera vez, mis médicos y enfermeras me preguntaron sobre mis sueños: me preguntaban si parecían vívidos o extraños. Les dije: "No lo sé. Mis sueños siempre me han parecido iguales". Me imaginaba que todos soñaban así. Ahora que lo pienso, mis sueños son intensos y vívidos, pero siempre han sido así. Aparentemente, los pacientes con narcolepsia generalmente tienen sueños extremos que pueden ser más extraños que los normales y bastante vívidos. Para mí, son simplemente normales: nunca soñé de otra manera. Esto también podría ser un posible síntoma de narcolepsia. Mis hermanos mayores recordaron que me quejaba de dolores de cabeza cuando solo tenía cuatro años. Más o menos lo recuerdo - todavía me duele la cabeza hasta el día de hoy, pero es algo a lo que me he acostumbrado. Aparentemente, esto también puede ser un posible signo de narcolepsia. Mi hija recientemente comenzó a quejarse de dolores de cabeza. Al principio, pensaba que no era gran cosa, pero sus dolores de cabeza han continuado. En la actualidad, la someto a pruebas de detección de narcolepsia y otras cosas. Espero que no tenga narcolepsia, pero, si la tiene, voy a estar al tanto desde el principio.

CAPÍTULO 7

CATAPLEXIA TEMPRANA

La caraplejía es uno de los mayores problemas que tienen muchas personas con narcolepsia, y me ha afectado la mayor parte de mi vida (aunque no lo sabía). Esto me lleva de vuelta a mi secundaria. Un día, estaba en clase de gimnasia y teníamos gimnasio al aire libre. Recuerdo jugar a esquivar la pelota. En este gimnasio en particular, había un escenario en el otro extremo del gimnasio. Recuerdo haber disfrutado mucho ese día, como siempre lo hacía cuando jugaba a esquivar la pelota. La clase se dividió en dos equipos. El equipo en el que estaba tenía el escenario de nuestro lado. Al principio del juego, me caí y me golpeé la cabeza en la esquina del escenario. Recibí una herida bastante mala sobre mi ojo derecho. Recuerdo que mis compañeros de clase me preguntaron qué pasó y me dijeron que parecía que me había caído sin previo aviso.

Respondí: "¡Supongo que me resbalé o algo así!"

Llamaron a mi madre y recuerdo que ella y un hermano mío vinieron a buscarme. Estaba en la oficina del director cuando llegaron. El sangrado se había detenido, y el director me sugirió que me fuera a casa por el resto de la tarde y que un médico me mirara. Mi madre decidió que no necesitaba puntos ni ninguna otra atención médica y me llevó a casa. Después de que nos quedamos en casa por un tiempo, mi madre comenzó a hacerme muchas preguntas.

Ella sugirió que tal vez mis ojos estaban muy rojos y tal vez estaba fumando marihuana. Este fue probablemente el comienzo de mi madre (así como de otros adultos) acusándome de estar en algo. Las acusaciones continuarían durante mi adolescencia y hasta mi edad adulta.

Alrededor del mismo período de tiempo, muy probablemente ese año, recuerdo otro incidente en el que me caí. Estaba en mi casa y recuerdo haber tenido una conversación con mi padre. No recuerdo de qué estábamos hablando, pero sí recuerdo que nos reíamos de algo muy divertido. De repente caí hacia atrás y mi padre me atrapó. Él comenzó a preguntarme si estaba bien y no respondí de inmediato. Mi papá dijo que parecía muy flácido. Finalmente me puso de pie y volvió a preguntarme si estaba bien. Le dije que estaba bien. Recuerdo otros casos de caídas que fueron muy similares en el mismo período de tiempo.

CAPÍTULO 8

CLUB DE AJEDREZ

Yo pensaba que mi profesor de ciencias tenía algo contra mí. Si le preguntaras a mis compañeros de clase en mi secundaria, era muy probable que te dijeran que mi profesor de ciencias de séptimo grado era un poco duro. Realmente tuve la extraña sensación de que no le caía bien.

En más de una ocasión, me había insinuado que mis ojos estaban muy rojos o que parecía un poco apagado. Podemos agregar a las sospechas de mis maestros la forma en que mi madre me interrogaba todos los días con preguntas como "¿Dónde has estado?" y "¿Con quién estabas?". No mucho después de mi primer semestre con mi nuevo profesor de ciencias, tuve un golpe de suerte. Me uní al club de ajedrez y adivinen quién estaba a cargo. ¡Correcto! Mi profesor de ciencias. Él estaba muy impresionado con mi habilidad para jugar ajedrez. Era bueno, uno de los mejores, si no el mejor jugador de ajedrez del grupo. Después de unirme al club de ajedrez, me conoció un poco mejor y diría que me comenzó a tratar mucho mejor. Ya no sentía que me acusaba de estar drogado o de algo. Lamentablemente, no se podría decir lo mismo de mi madre. En este momento, las sospechas y acusaciones de mi madre se estaban preparando para un largo maratón que me llevaría hasta los veinte años. En mi adolescencia, llegaba a casa de mis paseos en bicicleta. En muchas ocasiones, mi madre me apartaba y me miraba como una fruta en un mercado del mercado. Ella preguntaba: "¿Dónde has estado? ¿Con quién estabas? ¿Por qué tus ojos son tan rojos?"

A veces ella me preguntaba si estaba fumando algo, como marihuana. Por supuesto, yo le aseguraba que no, pero ella nunca me creyó. Recuerdo una vez que estaba hablando con mi padre sobre su preocupación en la habitación contigua, y pude escucharlo todo. Le estaba contando a mi padre sus sospechas sobre mi supuesto uso de drogas. Recuerdo que mi padre levantó la voz y dijo: "¡Más vale que no lo sea!". Mi padre me miró, pero no dijo nada. Las acusaciones de mi madre continuaron casi hasta el día de su muerte. Sin embargo, mi padre nunca me hizo sentir de esa manera, aparentemente no creía que estaba drogándome.

Fui criado Católico Romano e iba a la iglesia con mi familia todos los domingos. También iba al catecismo hasta los dieciocho años. El catecismo es la versión católica de la escuela dominical. Tenía una maestra allí que parecía estar interesada especialmente en mí, y pensé que era agradable. Cuando mi madre me recogía después de clase, tenía conversaciones con ella. No pensé en eso en ese momento, pero mi madre me envió a un par de retiros católicos por recomendación de mi maestra. Cuando mi madre me recogió de uno de los retiros, pareció prestarme especial atención, fue realmente extraño, incluso para mi madre. Me estaba mirando como si acabara de pasar por algún tipo de nueva iluminación. Tenía este brillo en sus ojos. Pensé: *¿Es esto lo que fue todo este retiro, algún tipo de forma de curarme de mis supuestos problemas de drogas?*

No recuerdo que ninguno de mis hermanos haya tenido que ir a un retiro así, por lo que no creo que estuviera tan lejos. Aproximadamente un año después de la secundaria, me presenté en la iglesia y vi a mi maestra de catecismo que me había prestado tanta atención como su alumno. Ella se acercó a saludarme. Pensé que era una buena dama. Ella me preguntó cómo estaba, y le dije que estaba bien. Luego dijo: "Eso es bueno. ¡Sé que estabas bastante confundido con las drogas en la escuela secundaria!"

Me sorprendió, pensé: *Qué bruja*, y simplemente me alejé. Nunca volví a acercarme a esa señora. De hecho, nunca me gustó volver a esa iglesia. Durante la escuela secundaria, me fue bien en la mayoría de las asignaturas; de hecho, estaba aprendiendo inglés totalmente, y realmente disfrutaba la clase y mi maestra. Sin embargo, mis calificaciones en mi último semestre de mi último año realmente cayeron en esa clase. Recuerdo una discusión con mi maestra de inglés después de la escuela un día antes de graduarme. Ella me dijo: "Jeff, no entiendo lo que sucedió, tus calificaciones realmente han comenzado a decaer, y te fue muy bien en mi clase anteriormente. Luego, en los últimos meses, tus calificaciones realmente bajaron".

Le dije que no sabía por qué, pero estaba seguro de que no era su culpa; ella era una de mis maestras favoritas. No estoy seguro, pero mi repentina caída en las calificaciones podría tener algo que ver con mi narcolepsia no diagnosticada en ese momento, o podría haber sido solo yo siendo un adolescente. Más que probable, fue un poco de ambos.

CAPÍTULO 9

MÁS CATAPLEJÍA

La cataplejía ha empeorado a medida que envejezco. Me diagnosticaron narcolepsia y cataplejía a los treinta y siete años. Sorprendentemente, tuve muchos casos graves de cataplejía a lo largo de mi vida, y nadie lo captó.

Un incidente ocurrió cuando tenía alrededor de treinta años. Recuerdo haber instalado paneles de yeso en una casa con algunos compañeros míos. Cuando se acercaba la hora del almuerzo, Ken, el jefe en el trabajo, preguntó qué querían todos para almorzar. Todos estuvimos de acuerdo en comer pizza. Ken nos dijo a todos que reuniéramos el dinero. Todos le dimos dinero, y él salió a buscar nuestro almuerzo. Cuando Ken regresó, gritó: "Vamos, manada de perros. ¡Es hora del almuerzo!"

Nos sentamos y disfrutamos nuestro almuerzo. Como de costumbre, se contaron muchas historias y chistes. Después de un tiempo, Ken gritó: "¡Hagamos esta casa!"

Todos nos pusimos de pie, pero tenía que contar un chiste más. No recuerdo el chiste, pero sí recuerdo reírme intensamente. Justo entonces, caí de espaldas al suelo. Todos se detuvieron y Ken gritó: "¿Estás bien?"

Después de unos momentos, respondí: "Sí, estoy bien".

Ken dijo: "¿Qué diablos pasó?"

Le respondí: "No lo sé. Supongo que me resbalé.

Continuamos nuestro día, y nunca se volvió a mencionar nada sobre el incidente.

Casi al mismo tiempo en mi vida, ocurrió una situación más embarazosa mientras estaba en un concierto de John Cougar Mellencamp. Mis amigos y yo teníamos asientos bastante buenos, pero siempre es divertido estar lo más cerca posible. Lentos pero seguros, a medida que la multitud se emocionaba más y todos comenzaron a pararse, comenzamos nuestro viaje hacia el frente del escenario. Terminamos en el escenario central de la primera fila, y nos balanceamos con algunos himnos y cantamos con la garganta seca.

De repente apareció un gorila y pidió ver nuestros boletos. Inmediatamente se dio cuenta de que estos no eran nuestros asientos, y comenzó a escoltarnos de vuelta a nuestra fila. Mientras caminaba por el pasillo de regreso a nuestros asientos, me desplomé en el suelo. Todos se detuvieron, y el portero me abrió un espacio y comenzó a preguntarme si estaba bien. Permanecí inmóvil durante lo que pareció mucho tiempo mientras la gente discutía qué hacer.

El portero debe haber pensado que estaba borracho. No lo estaba, pero estaba totalmente conmocionado. Lentamente me puse de pie. Se llamó a una ambulancia; los paramédicos me pusieron en una camilla y revisaron mis signos vitales. Me sugirieron que fuera al hospital, pero me negué, alegando que me sentía bien y que estaba bien. Para entonces, el concierto había terminado y sentí que ya había arruinado la noche de todos.

CAPÍTULO 10

VIAJE DE CAMPO

Como mencioné antes, he tenido muchos problemas con la conducción y las multas en mi vida. Una vez, cuando tenía poco más de veinte años, estaba luchando contra una multa en la corte. Ese día, también había una escuela primaria en la corte durante una excursión. Solo estaba luchando contra una multa por exceso de velocidad de cinco a diez, en ese momento, tenía varios puntos en mi historial de manejo por pequeñas infracciones como la que estaba luchando. Obviamente, mi seguro de automóvil era bastante costoso, y el miedo a perder mi licencia por demasiados puntos siempre me perseguía.

Como mencioné, una escuela primaria estaba en la sala del tribunal en una excursión. El juez habló con los niños durante todo el proceso judicial y les describió lo que era relevante para cada acusado. El juez señaló que el historial de manejo de cada persona sería diferente. Cuantas más violaciones existieran en el registro de los acusados, más larga sería la hoja de papel que el juez estaría mirando. El juez mostraba la longitud del papel a los estudiantes cada vez que un nuevo acusado compareciera ante el juez. La mayoría eran cortos, de unos pocos centímetros de largo. Cuando el juez llegó a uno que era mucho más grande, los estudiantes jadearon, casi con miedo. El juez dijo que el registro no era tan malo y que les haría saber cuándo tuviera uno muy largo. Entonces sucedió; El juez vino a mi caso y mi expediente. Llamó a "Jeffrey Wood al estrado". Me puse de pie y juré. El juez sacó mi registro y mi hoja de papel tenía muchas pulgadas de largo, con mucho, la más larga del día. Los niños jadearon horrorizados y me miraron como si fuera un ogro malvado. El juez les dijo a los niños que este era un historial muy malo. En ese momento, todo lo que quería hacer era desaparecer. Nunca pensé que ganaría mi caso, pero sabía que al menos debería luchar contra él - más multas y podría perder mi licencia o tener que pagar tanto por el seguro del automóvil que no podría permitirme conducir.

El juez me consideró bueno - me dijo que pagara la multa y que nunca volviera a su corte. Le dije: "¡Sí, señor!"

Cuando salí de la sala del tribunal, los niños me miraban incrédulos. Creo que esperaban que alguien viniera a arrestarme y tirar la llave. No podía esperar para salir de allí y esperaba que nadie allí me conociera, qué pesadilla. ¿Quién hubiera pensado que una escuela primaria haría una excursión a la corte, y el día que estaba luchando contra una multa de tráfico? Era como si estuviera en una película o algo así.

CAPÍTULO 11

DESPLAZADO

Me encanta el aire libre, y paso mucho tiempo cazando y pescando. La familia de mi padre es del norte de Michigan, así que paso mucho tiempo allí. Una temporada de caza, un amigo y yo estábamos cazando en lo profundo del bosque en un área que llamamos Robles. He cazado alrededor del mismo roble durante años - un hermoso árbol ubicado entre muchos otros robles; por eso el área se llama Robles. Después de una fracasada cacería matutina, mi amigo y yo decidimos almorzar. Nos cambiamos a nuestra ropa de calle y nos dirigimos a un restaurante local. Cuando llegamos, no pude encontrar mi billetera. Mi amigo Mark preguntó: "¿Dónde lo tuviste la última vez?"

Le dije: "Si supiera eso, sabría dónde está".

Regresamos a la cabaña y revolví todo, pero no tuve suerte de no encontrarla. Mark sugirió que volviéramos al bosque cerca de mi árbol y la buscáramos. Cuando llegamos allí, Mark me preguntó de qué color era. Le dije que era camuflaje. Él dijo: "Realmente, ¿qué diablos estás haciendo con una billetera de camuflaje!"

Le dije que mi papá me la había regalado para Navidad. Él respondió: "Tu padre debió haberlo imaginado; si acaso, debió haberte dado una naranja para ir a cazar". Nos reímos, pero no fue gracioso. Buscamos en todas partes del bosque una billetera de camuflaje y, por supuesto, no encontramos nada. Más tarde, cuando nos estábamos preparando para la cacería nocturna, allí estaba mi billetera, estaba en mi bota de caza. ¡Qué suerte!

Todo el mundo pierde cosas de vez en cuando, pero para mí es constante. Otra vez en un campamento de caza, uno de los caballeros mayores le disparó a una cierva. Era alrededor del mediodía y me topé con él en el campo de caza. Me preguntó si lo podría ayudar a recuperar el venado. Acepté, y nos dirigimos a donde disparó y encontramos al venado acostado a unos cien pies de distancia. Arrastré al venado fuera del camino y procedí a destriparlo. Luego de limpiarlo, arrastré el venado de regreso a su camioneta y lo cargamos. Regresamos al campamento y colgamos al venado en la vara de caza.

Me di cuenta de que no tenía mi teléfono celular. Le pregunté a Dave, el hombre al que ayudé con el venado, si podía llamarme a mi teléfono, y lo hizo. Miré y escuché en todas partes donde pensé que podría estar, pero no pude escucharlo en ningún lado. Esperaba no haber silenciado el tono. Seguí buscando; No pude encontrarlo. Dave sugirió que volviéramos al bosque y lo buscáramos, así que lo hicimos. Buscamos en donde habíamos recogido al ciervo y donde arrastramos al ciervo, pero no encontramos nada. Dave sugirió que llamáramos a mi teléfono nuevamente.

Le dije: "Podemos intentarlo, pero muchas veces, mi teléfono celular no recibe señal tan lejos en el bosque".

Lo intentó y, efectivamente, lo escuchamos sonar. Nos escuchamos y miramos por todas partes en el suelo, pero no pudimos encontrarlo. Le pedí a Dave que lo intentara de nuevo, estábamos cerca. Volvió a sonar y supe que estaba justo encima. Entonces lo escuché muy bien.

"Oh no", grité. "¡Está debajo de la pila de intestinos!"

Comencé a buscarlo alrededor del desastre sangriento, y allí estaba, todo cubierto de sangre era sorprendente que todavía funcionara. Regresamos al campamento y Dave les contó a todos la historia. Todos se rieron, y yo también. Esto fue mucho antes de que me diagnosticaran narcolepsia.

Un domingo por la mañana, me desperté y me dirigí solo a desayunar. Era otoño y temporada de fútbol, y me gusta leer sobre mi equipo, los Leones, en la sección de deportes del domingo. Estacioné mi auto en el restaurante al que iba, y justo entonces, recordé que necesitaba un periódico. Entré en la estación de servicio al lado del restaurante y compré uno. Cuando salí por la puerta de la gasolinera, busqué mi auto junto a la bomba de gasolina. No lo vi. Corrí al otro lado de la estación de servicio, y todavía no podía encontrarlo. Me apresuré y marqué el 911 para denunciar el robo de mi automóvil. Estaba describiendo el automóvil al operador del 911 cuando miré hacia el estacionamiento del restaurante de al lado, y allí estaba - mi automóvil. Estaba totalmente avergonzado, y le dije al operador del 911 que lo sentía, pero que no me robaron el coche - acababa de olvidar dónde lo había aparcado. Este tipo de cosas es más la norma para mí de lo que alguien podría pensar.

Probablemente haya perdido mi billetera más de cien veces, tal vez incluso más cerca de doscientas veces. Casi todo el tiempo la encontré, con algunas excepciones. Aprendí a nunca llevar dinero en mi billetera y tan poca identificación como me sea posible.

Mientras escribía este libro, compartí con un amigo mío de que probablemente yo paso más de una hora al día buscando cosas. Él dijo: "Apuesto a que es más que eso".

Lo que la mayoría de la gente no entiende, cuando explico mi problema con la pérdida de cosas, es que pongo las cosas donde se supone que deben ir. Por ejemplo, cuelgo las llaves junto a la puerta; mi billetera y mi teléfono van a la mesita de noche. Tengo un lugar para todo lo que es importante. Cuando estoy perdiendo o extravío mis cosas, estoy haciendo lo que se conoce en el mundo de la narcolepsia como comportamiento automático. Es difícil de entender, pero durante todo el día, estoy visiblemente despierto, pero no al 100 por ciento, estoy despierto, pero no estoy consciente. Hago cosas que he hecho muchas veces, casi perfectas, pero si hay algo un poco diferente, todo queda diferente. Por eso pierdo tantas cosas; No estoy totalmente despierto todo el tiempo, así que dejo cosas donde no recuerdo haberlas dejado.

Desafortunadamente, puedo perder casi cualquier cosa en cualquier momento, y este problema puede ser realmente costoso. He dejado cualquier cosa, desde equipaje hasta bolsas de pañales e incluso instrumentos musicales en lugares locos. Una vez, perdí un taladro inalámbrico nuevo en un estuche; valía alrededor de $200. Lo dejé al costado del camino donde puedes poner tus botes de basura. Ese día, mi camioneta estaba estacionada en la calle y estaba cargando mi vehículo después de terminar de remodelar un sótano. Cuando llegué a casa esa noche, noté que faltaba. Regresé al día siguiente, pero no pude encontrarlo. No recuperé el taladro inalámbrico. La mayoría de las veces, me doy cuenta de que perdí algo más temprano que tarde, y generalmente lo recupero. Un sábado por la noche, mi banda estaba tocando en un bar del centro. Dejé mi bajo en un callejón, y descubrí que se había perdido cuando llegué a casa esa noche. Regresé al bar, y allí estaba en el callejón, justo donde cargué el equipo de mi banda. Gracias a Dios, tuve suerte esa vez. Poco después de que me diagnosticaran narcolepsia, mi hermano mayor tuvo que ser llevado de urgencia al hospital; Lo encontré allí y supe que pasaría la noche. Me entregó algunas de sus pertenencias personales. Su chequera estaba entre estas posesiones. Logré hacer un seguimiento de la mayoría de sus cosas; sin embargo, extravié su chequera. El día que debía ser dado de alta del hospital, conduje para recogerlo. Lo primero que me dijo fue "Oye, dame mi chequera". Sabía que la había perdido, así que le dije que no estaba seguro de dónde estaba en ese momento.

Él respondió: "¿Qué?"

Le dije: "Estoy seguro de que la encontraré. Tengo el resto de tus cosas." Pensé que se iba a asustar, pero en lugar de eso, se echó a reír. Me volví hacia él y le pregunté qué era tan divertido.

Él dijo: "Debí haberlo pensado dos veces antes de darle algo tan importante a alguien con narcolepsia".

Le dije: "Sí, que gracioso". Me alegré de que no estuviera enojado.

Encontré su chequera unos seis meses después y se la envié por correo. Me llamó y me dijo que no tenía que hacer eso, ya que ya había cancelado todo en esa chequera.

Tener narcolepsia y perder cosas no es del todo malo. Algunos días puede ser como ganar la lotería. De vez en cuando, encuentro veinte o, a veces, incluso cien dólares o más, dinero que olvidé o que pensé que había perdido. No creerías cuántas veces perdí mi billetera y tuve que obtener una nueva licencia de conducir solo para encontrarla una o dos semanas después. Es cierto que todos pierden cosas, pero cuando tienes narcolepsia, puede ser una experiencia cotidiana. Realmente necesito que entiendas que esto no es como la persona normal que pierde cosas en ocasiones; todos hacen eso. Me esfuerzo mucho por mantenerme lo más organizado posible. Solo pago facturas y hago otras cosas importantes cuando sé que estoy más alerta. Hace poco, estaba limpiando el motor de mi bote para la próxima temporada de pesca - tenía puesta ropa de trabajo y terminé con gasolina en todo el pantalón, lo cual está bien porque tenía puesto el pantalón de trabajo. Cuando terminé con mi motor, entré para limpiarme, ducharme y ponerme ropa nueva para salir a cenar. Era sábado por la noche, me lo pasé muy bien en la cena y luego jugué a los dardos en una taberna con un par de amigos. Estaba en casa a medianoche, pero eso es tarde para mí, y me caí de inmediato. Me desperté a la mañana siguiente, me di una ducha y me vestí para el día. Abrí el cajón de mis pantalones y me golpeó un enorme olor a gasolina. Aparentemente, cuando me había cambiado la noche anterior, volví a poner mi ropa sucia en mi tocador, la que tenía gasolina por todas partes. Después de eso, decidí lavar toda mi ropa en esa cómoda solo para asegurarme de que nada oliera a gasolina. Casi todos los narcolépticos con los que he hablado han tenido experiencias similares, como poner leche en el armario de la cocina o lavar la ropa en el refrigerador. Le digo a mi familia y amigos que esto es lo que más odio de la narcolepsia.

CAPÍTULO 12

APARENTEMENTE EBRIO

¡Splash! "¿Está todo bien? Déjame ayudarte a limpiar eso."

La camarera se apresuró a buscar algunos trapos, porque acababa de dejar caer mi café sobre la mesa en un restaurante que frecuentaba. Cindy, la camarera, dijo que iba a venir a verme y me vio mirando fijamente en blanco cuando dejé caer mi taza. He estado en este restaurante en muchas ocasiones, y recuerdo haber pensado que probablemente pensaba que estaba borracho. Definitivamente dejé caer cosas de vez en cuando durante mi edad adulta. Esto ocurría más a menudo; Justo el día anterior en el trabajo, había dejado caer mis abrazaderas metálicas del andamio al suelo media docena de veces en solo unos minutos. Sal, mi compañero, dijo: "Es bueno que sea un trabajo donde todos usan cascos. ¿Has estado bebiendo?"

Por supuesto, Sal sabía que no había estado bebiendo. Fuimos a trabajar juntos, y él había estado conmigo todo el día. Decidió que sería mejor si trabajaba encima del andamio el resto del día. "Tal vez pueda intentar noquearte yo a ti para variar", dijo en tono de broma. Dejar caer herramientas y vasos solo se hizo más frecuente a medida que envejecía. Además, el hecho de que yo quedara mirando a la nada se hizo más notable para otras personas. En este punto de mi vida, las acusaciones sobre estar borracho o drogado se volvieron más comunes. Mirando en retrospectiva, realmente no puedo culpar a las personas. Sé que debo haber parecido aparentemente ebrio para muchas personas, especialmente las que no me conocían muy bien.

No puedo decir con certeza a cuántas pruebas de sobriedad en carretera me han sometido, pero sé que fue al menos una docena. Los pasé todas. Por alguna razón, mi narcolepsia me hace parecer borracho a veces durante todo el día. No es raro para mí arrastrar mis palabras en medio de una conversación. Esto, como muchos de mis síntomas, se ha vuelto más frecuente a medida que envejezco; de hecho, mis problemas de habla son ahora una apariencia cotidiana, aunque parezco estar atrapado la mayor parte del tiempo y puedo mantenerlo bajo el radar, por así decirlo. Por lo general, dejo de hablar y me tomo un descanso, dependiendo de la situación.

Dejar caer cosas es una forma de cataplejía, así como palabras arrastradas. Otra cosa que puede hacerme parecer borracho es el hecho de que a veces tropiezo al caminar. En nuestro campamento de caza, me gané el apodo de "Tropieza y Dispara". Cada vez que uno de mis hermanos me escuchaba disparar durante la temporada de caza, comentaban: "¿Crees que Jeff le disparó a un ciervo o crees que se cayó?"

De ahí el nombre Tropieza y Dispara. Para que quede claro, nunca me caí en el bosque cuando llevaba un arma, a mis hermanos simplemente les gustaba jugar conmigo. Esto también es causado por la cataplejía.

CAPÍTULO 13

TENIENDO CITAS CON NARCOLEPSIA

Tratar con la narcolepsia y las relaciones puede ser bastante difícil, especialmente cuando todavía no sabes que tienes narcolepsia. Esto me lleva de vuelta al verano de 1989. Conocí a una joven en una feria de la iglesia. Parecía agradable, y pasamos un par de horas en la feria e intercambiamos números de teléfono. A medida que avanzábamos, hablamos por teléfono un par de veces y decidimos hacer una cita.

Ella vivía a unos cuarenta minutos de donde yo vivía, y los dos teníamos veintiún años. La recogí alrededor de las cinco de la tarde del sábado. Para comenzar la cita, fuimos a cenar. Esta era la cita promedio para cenar - hablar un poco, comer un poco y simplemente conocernos.

Después de la cena fuimos a un pequeño bar deportivo donde tomamos unas copas y jugamos a los dardos. Todo iba bien.

Parecíamos llevarnos bien. Aún no era tarde. Eran solo alrededor de las 10:00 p.m., así que la noche aún era joven.

En ese momento, ambos vivíamos con nuestros padres. Hablamos sobre qué hacer a continuación y decidimos conseguir una habitación de hotel, tal vez no para pasar toda la noche sino para tener un lugar donde ir a ver televisión o algo así.

Por supuesto, esta fue mi primera cita real con ella, y no pensé que pasaría algo físicamente. Llegamos al hotel alrededor de las diez y media, y habíamos recogido algunos bocadillos y refrescos. Nos sentamos en la cama y comenzamos a ver una película.

Recuerdo que nos besamos un poco, pero desafortunadamente eso es todo lo que recuerdo, hasta aproximadamente la 1:00 a.m. Esto es cuando me desperté en la cama y mi cita me miraba un poco desconcertada. Le dije: "¡Qué pasó, debo haberme quedado dormido!"

Ella respondió: "Sí, lo hiciste".

Ella decidió que era hora de que la llevara a casa. Hasta el día de hoy, no sé cuándo me quedé dormido, pero supongo que fue de inmediato. Me molestó que me quedara dormido, no importa lo que podría haber pasado, estaba pasando un buen rato con esta dama en mi cita.

Seguí llevándola a casa y la dejé en la casa de su padre, la acompañé hasta la puerta y la besé para darle las buenas noches. Esperé hasta el lunes y decidí llamarla, aunque estaba muy avergonzado por lo que había sucedido. Hablé con ella unos minutos y, por supuesto, le pedí otra cita. Ella dijo que no, y como un idiota tuve que preguntarle por qué. Por supuesto, ella dijo: "¿Tienes que preguntar por qué?" Le dije que no, y eso fue todo. En realidad apestaba, porque realmente me gustaba. Era tranquila, teníamos una buena conversación y era atractiva. Sucesos similares plagaron mi vida amorosa durante mis veintes y treintas. Recuerdo a una dama que conocí en mis veintes. Éramos amigos y asistíamos a muchas de las mismas funciones sociales. Me sentí atraído por ella y la invité a salir varias veces. Siempre me decía "No" como respuesta, así que eventualmente dejé de preguntar. Seguimos siendo amigos y nos encontramos en eventos sociales durante los próximos años. Finalmente, descubrí que se iba a casar. Y la próxima vez que la vi, la felicité y hablamos un rato. Mencioné que era interesante que nos lleváramos bien, pero nunca fuimos a una cita. Ella me respondió que una de las razones por las que nunca salía conmigo era porque pensaba que había festejado demasiado y que parecía estar drogado todo tiempo. Le dije: "En serio, ¿eso es lo que pensabas?"

Ella dijo que realmente parecía así. Estoy seguro de que a veces tomé un par de cervezas cuando la vi, pero definitivamente no fumaba marihuana ni usaba drogas ilegales. Fue sorprendente cuántas personas en mi vida pensaban que estaba drogado todo el tiempo.

En 2005, cuando finalmente me diagnosticaron narcolepsia y cataplejía, comencé a tomar medicamentos para mis síntomas. Uno de esos medicamentos fue Xyrem. Este medicamento fue único porque tuve que tomarlo en dos dosis. Tomaba una dosis justo antes de quedarme dormido. Luego tenía que poner una alarma cuatro horas más tarde para despertar y tomar otra dosis. Un año después, conocí a una mujer. Me gustó y decidí dejarla mudarse conmigo. Había discutido mis condiciones médicas con ella, y ella dijo que estaba de acuerdo. Las cosas parecían estar bien al principio - mi narcolepsia no parecía causar un gran problema con nuestra relación. Sin embargo, no tardó mucho y mi novia comenzó a quejarse de mi medicamento. Realmente le costaba entender por qué tendría que despertarme para tomar medicamentos solo para volver a dormir de nuevo. Finalmente, tuvimos que dormir en habitaciones diferentes, y nuestra relación no duró mucho más. Ella finalmente se mudó, y yo estaba soltero otra vez.

Tener citas siempre fue un desafío para mí, antes y después de que finalmente me diagnosticaran narcolepsia. En este momento de mi vida, me divorcié recientemente, tuve un matrimonio de tres años. Mi esposa sabía de mi narcolepsia: se lo conté de inmediato cuando comenzamos a salir. A través de los procedimientos de divorcio, mi narcolepsia jugó un papel importante en gran parte de mi caso judicial. Actualmente estoy empezando a salir de nuevo. No estoy seguro de cuándo debería plantear mis problemas con mi narcolepsia y cataplejía. Depende principalmente de la situación y de la otra persona. No quiero perder el tiempo de nadie, y no quiero que la persona piense que estoy siendo deshonesto. Una de las cosas más difíciles es explicarle a alguien qué es la narcolepsia y qué no. En mi opinión, toda la información y la información errónea en Internet no lo hacen más fácil. Esta es una de las razones por las que estoy escribiendo este libro - para darles a otras personas la mejor visión que pueda para ayudarles a comprender qué es la narcolepsia y qué problemas tienen que tratar las personas como yo.

CAPÍTULO 14

HORA DE LA SIESTA

En este momento, si tienes narcolepsia, es posible que desees tomar una siesta.

ZZZZZZZZZZZZZZZZZZZZZZZZZZZZZZZZZZZZZZZZZZZZZZZZZZZZZZZZZZZZZ
ZZZZZZZZZZZZZZZZZZZZZZZZZZZZZZZZZZZZZ

ZZZZZZZZZZZZZZZZZZZZZZZZZZZZZZZZZZZZZZZZZZZZZZZZZZZZZZZZZZZZZ
ZZZZZZZZZZZZZZZZZZZZZZZZZZZZZZZZZZZZ

CAPÍTULO 15

CARRERA DE RATAS

¿Qué haremos esta noche?" Preguntó Matt. Paul dijo: "La cena está lista; Comamos."

Los tres nos sentamos a la mesa en la cabaña del hermano Paul en la propiedad familiar en la península superior de Michigan a la que frecuentemente vacaciono. Paul acababa de instalar Dish Network, un acuerdo importante para nuestra propiedad rústica. Alguien preguntó qué deberíamos ver, y Paul respondió: "¿Han visto esta película llamada Carrera de Ratas?3 Whoopee Goldberg y Newman de Seinfeld están en ella, y un montón de otros actores famosos. Es hilarante."

---

3 *Carrera de Ratas*, dirigida por Jerry Zucker, Estados Unidos: Fireworks Pictures, 2001

Procedimos a ver la película. La primera escena se estableció en Las Vegas. La trama se basó en una sala llena de millonarios que apostarían por cualquier cosa solo por el gusto de hacerlo. Los chicos ultra ricos estaban aburridos con sus pequeñas apuestas paralelas. Cuando vieron a un grupo de vacacionistas poco probable y único en la ciudad del pecado, los vieron en un montón de cámaras ocultas ubicadas alrededor del casino. Todos los ricos eligieron uno o dos turistas para apostar. El objetivo era conseguir que los participantes que seleccionaron fueran a una carrera a California. El ganador de la carrera recibiría un millón de dólares. Uno de los millonarios eligió a Enrico Pollini, interpretado por Rowan Atkinson. Enrico tenía un trastorno muy raro llamado narcolepsia. Él estaba caminando, y de repente, se detenía y cerraba los ojos y parecería que dormía profundamente mientras estaba de pie. Los millonarios pensaron que era gracioso. Esto ocurrió una vez cuando estaba cruzando la calle, cerca del casino. De repente, los autos comenzaron a frenarse de golpe. Estaba Enrico, de pie, durmiendo mientras estaba de pie, profundamente dormido como un bebé, mientras sonaban las bocinas y la gente gritaba, pero nada lo molestaba. Luego, abruptamente, se despertaba y terminaba de cruzar la calle como si nada hubiera pasado.

"Ja, ja, Jeff, eres tú, el tipo en la televisión con el desorden raro", exclamaron mis hermanos histéricamente. Nunca había oído hablar de esto, y tampoco mis hermanos. Pensamos que estaba hecho para la película.

Esto fue hacia el otoño de 2004; recuerdo esto porque mi padre acababa de fallecer en junio de ese año. En este momento de mi vida, mis síntomas eran cada vez más notorios. Mi padre sufría de EPOC, así como otras dolencias como enfermedades del corazón. Tenía varios doctores, incluyendo un médico de oídos, nariz y garganta. Aparentemente, mi padre había discutido mis problemas de sueño con su médico y me instó a hacer una cita. Mi padre mencionó que el médico creía que podía tener apnea del sueño. Más tarde, el mismo verano, mi padre falleció. Más adelante, ese mismo año, recuerdo que uno de mis hermanos y yo llevamos a un electricista a casa del trabajo porque su auto se había averiado. En mi familia eran todos carpinteros, y trabajábamos mucho en los mismos sitios de trabajo, así que íbamos a trabajar juntos a menudo. El electricista compartió con nosotros que acaba de comenzar a usar oxígeno mientras dormía por la noche. Aparentemente le diagnosticaron apnea del sueño. Mencionó que se cansaba mucho mientras conducía. Después de usar lo que llamó una máquina de CPAP por la noche mientras dormía durante algunas semanas, dejó de tener apnea de sueño en absoluto. Parecía que resolvió su problema de sueño. Mi hermano escuchó su historia y dijo: "¡Suena como tú, Jeff!"

Yo respondí: "Quizás".

Pensé que sería genial si pudiera descubrir qué me estaba haciendo sentir tan cansada todo el tiempo. Fue aproximadamente seis meses después cuando finalmente tuve un médico que me llevó a un estudio del sueño. Pasé una noche entera en una clínica del sueño adjunta al hospital. Estaba conectado a un montón de cables, y me dijeron que durmiera, así que lo hice. ¿Los resultados? No tenía apnea del sueño. Se necesitaban más pruebas. Nunca tuve problemas para dormir, pero permanecer despierto, eso siempre fue un problema. Mi médico revisó mi estudio del sueño y discutió mis síntomas, incluido lo que llamó cataplejía. Luego, me diagnosticó narcolepsia. Nunca había oído hablar de narcolepsia, ¡espera un minuto! Había oído hablar de eso en esa película Carrera de Ratas. Ja, ja, hermanos. Tenían razón; ese era yo.

El siguiente es un gráfico de mi estudio de sueño nocturno:

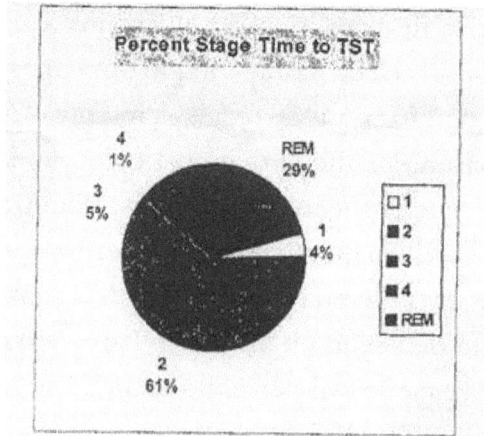

CAPÍTULO 16

FINALMENTE

Finalmente, tuve algunas respuestas. Sé lo que estás pensando: ¿por qué me tomó tanto tiempo que me diagnosticaran narcolepsia? Primero, tendría que saber que tenía algo definitivamente malo conmigo. Realmente nunca noté mis primeros síntomas, como quedarme perdido cuando era niño cuando mantenía conversaciones con amigos y familiares. Estoy seguro de que otros síntomas, como mi comportamiento automático, parecían normales después de un tiempo para mis padres. Crecí con cinco hermanos. Siempre pasaba mucho en mi casa, y mis padres probablemente pensaban que mi comportamiento era normal, al menos para mí. Tal vez pensaron que iba a salir de eso. En retrospectiva, mi cataplejía temprana debería haber sido una bandera roja, pero nadie pensó mucho en ello. Mi madre estaba segura de que tomaba drogas o algo desde que era adolescente hasta antes de su fallecimiento en 1993. Cuando mi madre estaba enferma en el hospital poco antes de morir, tuvimos conversaciones sobre mi situación de salud. Tenía veinticinco años en ese momento. Para entonces, estaba satisfecha de que no tomaba ninguna droga. Sin embargo, ella me hizo prometer ver a un médico cuando pudiera. Más tarde ese año, en algún momento después del funeral de mi madre, lo hice. A los veinticinco años, no había estado en el consultorio de un médico con mucha frecuencia, así que tuve que buscar uno.

El único síntoma que pude describir en ese momento fue que estaba muy cansado mientras conducía. Recuerdo haber ido a este médico por primera vez. Hizo un examen físico y algunos análisis de sangre, y concerté una cita para volver y revisar los resultados. Entró en la habitación donde la enfermera me había dejado y miró mi historial. Me dijo: "Te cansas mucho cuando conduces, ¿verdad?"

"Sí", dije. Dijo que solía tener el mismo problema.

Le dije: "¿En serio?

"Él dijo:" Sí, hasta que dejé de beber".

Me sorprendió, no sabía qué decirle al imbécil. Ese fue el final de mí buscando ayuda de los médicos, al menos por un tiempo. Pasaron unos años más y mi somnolencia empeoró gradualmente. Además, muchas otras cosas locas seguían sucediendo. Decidí darle otra oportunidad a los médicos. Encontré un médico diferente, y este ni siquiera me invitó a volver a mirarlo. Le conté sobre las cosas que estaban sucediendo con mi agotamiento y otros problemas.

Decidió que debería ver a un psiquiatra, y me dio una tarjeta para uno. Nunca llamé al psiquiatra, y pensé que este doctor era solo otro imbécil como todos los demás.

No me rendí. Pasaron algunos años más y encontré otro médico que parecía bastante bueno. Este doctor realmente me escuchó e hizo muchas pruebas. Me imaginé, ¿por qué no? Tenía un excelente seguro a través de mi sindicato de carpinteros, y nunca lo usé realmente. Realizó un montón de análisis de sangre diferentes hasta que finalmente comenzó a inclinarse hacia la posibilidad de que yo fuera diabético. Cuando probó mi azúcar, estaba elevada. Luego realizó una prueba de tolerancia a la glucosa, lo cual no fue divertido - tuve que beber líquidos sugestivos y esperar en la oficina mientras revisaba mi azúcar después de un rato. Parecía pasar la prueba de tolerancia bastante bien, aunque el médico señaló que podría ser prediabético.

Por esta época, tenía treinta y cuatro años, y mi padre entraba y salía del hospital con varios problemas con el corazón y los pulmones. Recuerdo haber pasado mucho tiempo con él, y a menudo discutíamos mis problemas de salud. Siempre estuve en buena forma física. Los problemas que traté fueron internos - mis problemas de somnolencia y mi colesterol alto. La única vez que me hospitalizaron fue en 1995, cuando me extirparon el apéndice, y todo salió bastante bien.

Mi nuevo médico parecía estar haciendo un buen trabajo, revisando las diversas posibilidades de lo que podría estar mal conmigo. Este fue un momento muy estresante para mí con mi padre enfermo. No recuerdo por qué dejé de ir a este médico, pero sí recuerdo que se retiró de su práctica casi al mismo tiempo que mi padre se estaba enfermando realmente y nunca tuve la oportunidad de seguirlo. Cuando falleció mi padre, sabía que mi problema tenía algo que ver con el sueño, tal como dijo mi padre. En este momento era 2005, y dormir era algo importante para mí. Finalmente me puse en contacto con algunos buenos médicos, y estábamos en camino de resolver las cosas. Mi neurólogo en este momento me inició en Adderall; Tomé una dosis por la mañana y también otra por la tarde si la necesitaba. Los resultados fueron asombrosos: nunca me había sentido tan bien en mi vida. Recuerdo haber llamado a mi hermana y decirle que me sentía despierto por primera vez.

En la próxima cita con mi neurólogo, le conté las buenas noticias. El Dr. K estaba feliz por mí, pero me hizo una advertencia. Mencionó que, con el tiempo, la medicina no funcionaría tan bien para mí y que necesitaría aumentar mi dosis o probar otras medicinas. Finalmente, me explicó que tomaría un cóctel de drogas. Escuché sus advertencias, pero por ahora, estaba feliz. ¿Quién lo hubiera pensado? Toda mi vida la gente pensaba que estaba drogado, y no lo estaba. Ahora, estaba medicado y me sentía totalmente normal.

CAPÍTULO 17

¡ERES UN HOMBRE ENFERMO!

Estás enfermo. ¡Eres un hombre enfermo!", Exclamó el juez.

Me quedé en estado de shock, realmente no sabía qué pensar. Después de todo, solo estaba en la corte para luchar contra una simple multa de tráfico por pasar una luz roja. Este fue el verano de 2005, poco después de que me diagnosticaran narcolepsia. En este momento, acababa de comenzar a abordar mis síntomas. Discutí el incidente con mi neurólogo antes de ir a la corte, y él me escribió una nota para llevar a la corte. Toda mi vida adulta, tuve un mal historial de manejo. La mayoría de mis multas eran para cosas como ir de cinco a diez millas por encima del límite de velocidad en áreas donde el límite de velocidad cambiaba repentinamente. Otras multas incluyeron infracciones por no pararme en la luz roja o donde no es posible que notara un letrero de detenerme.

Finalmente me di cuenta (con la ayuda de mi neurólogo) que esto se debía en parte a mi narcolepsia y al hecho de que aún no sabía que tenía la enfermedad. Lo que sucede a veces cuando conduzco es que no me duermo, pero me aturdo un poco, casi hipnotizado. Mis ojos no se cierran. Todavía estoy funcionando, pero no estoy 100 por ciento alerta.

Mi diagnóstico llegó unas semanas antes de tener mi cita en la corte para luchar contra mi multa de tráfico. Mi medicina parecía estar funcionando realmente bien, y estaba emocionado por decir lo menos. Finalmente descubrí qué estaba causando las extrañas experiencias que me atormentaron la mayor parte de mi vida, especialmente mientras conducía. Estaba en la corte para luchar contra mi multa de tráfico, sí, pero también estaba allí para explicar que ahora sé el motivo de mi conducción errante. También quería explicar lo que estaba haciendo al respecto. No esperaba que el juez desestimara la multa; realmente solo quería decir que lo siento y que no volverá a suceder.

La mañana de mi cita en la corte, llegué a tiempo y me registré con el secretario. Luego tomé asiento en la sala del tribunal con todos los demás acusados. Después de esperar un rato, finalmente me llamaron y me puse de pie para que el juez me jurara. Le pregunté al juez si podía acercarme al banco y entregarle la nota de mi médico. El juez me permitió acercarme y le di mi nota. Miró la nota y, para mi sorpresa, se puso bastante frenético.

El juez dijo: "¿Y qué? Estás enfermo. Eres un hombre enfermo! ¡No deberías haber estado conduciendo!" Las otras personas en la sala del tribunal me miraron como si estuviera loco. En ese momento, me sentí como si lo estuviera. No se me permitió decir nada. Me dijo que pagara la mukta, así que salí de la habitación e hice exactamente eso.

Me dirigí al estacionamiento donde me senté en mi vehículo en estado de shock después de lo que acababa de suceder. Fue uno de los peores sentimientos de mi vida - estaba pensando en lo que dijo el juez y me sentí terrible. En este momento, todavía estaba aprendiendo sobre la narcolepsia, y sabía muy poco al respecto.

Mientras estaba sentado en el estacionamiento, recordé que tenía un folleto de la Red de Narcolepsia. Decidí llamar al número que figuraba en el folleto. Una voz cálida y amigable contestó el teléfono, y le dije a la señora por qué estaba llamando y qué acababa de pasarme. Me di cuenta de que se sentía mal por mí, pero después de hablar con ella, me sentí mucho mejor. Ella me aseguró que no era un hombre enfermo, al menos no en la forma en que el juez lo hizo sonar. Era como hablar con un psiquiatra.

Este fue el comienzo de mi investigación y comprensión de la narcolepsia, la cataplejía y otros problemas que pueden surgir con esta condición médica única. Para que conste, nunca he tenido otra multa mientras conducía. Ahora que tengo una mejor comprensión de mi condición, nunca conduzco si estoy cansado ni remotamente, y tomo la medicación adecuada para reducir el riesgo de problemas.

Después de mi discusión con la Red de Narcolepsia, decidí aprender más sobre esta condición que tenía. Lo leí y me di cuenta de que nunca me había hecho una prueba de MSLT, que es la prueba más confiable para la narcolepsia. Encontré otro neurólogo y realizamos la prueba MSLT. Antes de la prueba, mi nuevo médico me advirtió que, sin importar cuáles sean los resultados de la prueba, íbamos a tratar mis síntomas que sugieren narcolepsia. Estuve de acuerdo.

La prueba MSLT es un estudio del sueño que se realiza durante el día. Durante la prueba, el paciente es llevado a una habitación con una cama y un televisor, como una pequeña habitación de hotel. Luego, el paciente se conecta a muchos cables alrededor de su cabeza y otras partes del cuerpo. Una vez conectado a todo el equipo de diagnóstico, se le pide al paciente que duerma unos quince minutos; después de ese tiempo, el técnico del sueño despertará al paciente y lo mantendrá despierto durante unos cuarenta y cinco minutos. Después de que pasa este tiempo, el paciente tiene que dormir otros quince minutos. Este ciclo se repite cuatro o cinco veces, dependiendo del paciente. El objetivo de la prueba es ver si el paciente puede conciliar el sueño en un período de tiempo tan corto y, si lo hace, si el paciente pasa a un sueño REM. Una persona normal no cae en un ciclo REM durante unos setenta minutos. Sin embargo, una persona con narcolepsia a menudo cae en sueño REM en cuestión de minutos, a veces incluso segundos. Si el paciente cae en REM rápidamente en al menos una o más de las sesiones de sueño, es probable un diagnóstico de narcolepsia. Cuando volvieron los resultados de la prueba, fueron positivos para la narcolepsia. Había caído en el sueño REM casi de inmediato.

Después de eso, pedí que me hicieran la prueba genética solo para saber qué genes tenía, y los resultados fueron positivos. Tengo dos genes asociados con la narcolepsia. Los genes que llevo son HLA DRB1*15 Positivo y HLA DQB1*0602 Positivo. Otras combinaciones de genes asociadas con la narcolepsia son las siguientes: HLA DRB1*15 negativo/HLA DQB1*0602 Positivo; HLA DRB1*15 Positivo/HLA DQB1*0602 Negativo. Mi primer neurólogo tenía razón en su diagnóstico de narcolepsia, y le estoy agradecido; Sin embargo, me alegro de haberme realizado la prueba más actual y actualizada de narcolepsia. Después de todos estos años sin diagnosticar, quería estar totalmente seguro de lo que estaba tratando.

La siguiente es una página de mi MSLT:

Nap 1   **Nap Start:** 8:03:51 AM   **Nap End:** 8:22:21 AM

Latency to Sleep Onset: 5.0m
Total Sleep Time: 15.5m

Times	REM	Stg. 1	Stg. 2	Stg. 3	Stg. 4
	12.0m	2.5m	1.0m	0.0m	0.0m

Nap 2   **Nap Start:** 10:08:26 AM   **Nap End:** 10:31:52 AM

Latency to Sleep Onset: 8.0m
Total Sleep Time: 14.5m

Times	REM	Stg. 1	Stg. 2	Stg. 3	Stg. 4
	1.0m	8.5m	5.0m	0.0m	0.0m

Nap 3   **Nap Start:** 12:01:36 PM   **Nap End:** 12:18:35 PM

Latency to Sleep Onset: 2.0m
Total Sleep Time: 15.5m

Times	REM	Stg. 1	Stg. 2	Stg. 3	Stg. 4
	0.0m	3.5m	12.0m	0.0m	0.0m

Nap 4   **Nap Start:** 2:02:03 PM   **Nap End:** 2:21:46 PM

Latency to Sleep Onset: 6.0m
Total Sleep Time: 13.5m

Times	REM	Stg. 1	Stg. 2	Stg. 3	Stg. 4
	0.0m	8.5m	5.0m	0.0m	0.0m

MEAN SLEEP LATENCY IN (4) NAPS: 5.5 MINUTES, 2 SOREMPS.

INTERPRETATION: MODERATE EDS, 2 SOREMPS.

CAPÍTULO 18

TRABAJANDO CON NARCOLEPSIA

Trabajar con narcolepsia puede ser un desafío, y para mí, fue más que eso. El hecho de que no me diagnosticaran narcolepsia hasta los treinta y siete años significaba que estaba lidiando con una afección no diagnosticada y no tratada durante mucho tiempo.

He tenido narcolepsia la mayor parte (si no toda) de mi vida. Debo decir que saber que tienes algo mal hace que sea más fácil lidiar con eso que si no lo sabes. El hecho de que muchas personas pensaran que estaba drogado o que estuviera ebrio la mayor parte del tiempo no ayudó mucho a las cosas.

Después de la escuela secundaria, me uní al Sindicato de Carpinteros y comencé a realizar un aprendizaje de cuatro años. La carpintería parecía ser una buena opción para mí. Siempre fui un muy trabajador. Mirando hacia atrás, habría sido casi imposible para mí quedarme dormido en el trabajo, siempre estaba corriendo. Si hubiera tenido un trabajo donde me tuviera que sentar detrás de un escritorio todo el día, esta podría haber sido una historia diferente.

Como aprendiz, muchos compañeros de trabajo (así como algunos de mis capataces) siempre mencionaban mi apariencia de estar posiblemente drogado. Algunos carpinteros con los que trabajaba fumaban hierba o bebían cerveza. De una manera extraña, encajé bien con ellos; recuerden, no sabía que algo estaba mal conmigo en ese momento. La mayoría de las empresas para las que trabajé no me enviaban a un sitio de trabajo con pruebas de drogas obligatorias, suponiendo que no podría pasarlas. Eso estaba bien para mí - la mayoría de los trabajos donde se hacían pruebas de drogas se encontraban en el centro de Detroit en ese momento, y el estacionamiento era una pesadilla. La mayoría de los otros sitios de trabajo donde no hacían análisis de drogas fueron más fáciles de acceder.

En realidad no fumaba hierba, y solo bebía cerveza los fines de semana y otras ocasiones. Definitivamente no era algo en lo que participaba todos los días. La mayoría de las personas se sorprendieron cuando descubrieron que no fumaba hierba, y creo que muy pocos lo creyeron. Mirando hacia atrás, puedo entender por qué pensaron eso. Mi estado me hizo parecer un poco apagado a veces.

Como trabajador de la construcción, a veces tenía que conducir muchas millas para trabajar. Cuando estaba en mis treinta y tantos años, esto se convirtió en una carga para mí. Llegué al punto de conseguir una habitación de hotel al menos una noche a la semana, a pesar de que el viaje de regreso a casa era de menos de una hora. Recuerdo un trabajo que duró unos seis meses. Sin embargo, el trabajo era solo treinta minutos en coche, de noche; con tráfico podría ser mucho más largo. Para este trabajo en particular, recogía a un aprendiz de carpintero todas las mañanas que necesitaba transporte para ir al trabajo. Se llamaba Jonathon y fue una buena compañía para mí. Tener a alguien conmigo hizo que el viaje de ida y vuelta al trabajo pasara fácilmente.

Unos meses después de este trabajo, Jonathon me preguntó si estaba bien. Le pregunté a qué se refería y me dijo que había notado algo en nuestro viaje a casa. Me sorprendió y le pregunté qué quería decir. Dijo que a veces parecía un zombie. Me dijo que estaba manejando bien (hice todas las paradas correctas y todo), pero parecía que estaba en piloto automático.

Jonathon y yo tomábamos la misma ruta al trabajo y a casa todos los días. Le pregunté a Jonathon: "¿Casi tengo un accidente o algo así?"

"No", respondió Jonathon. "Nada como eso. Pareciera que no estás completamente aquí, especialmente en los viajes a casa ".

"Está bien, Jonathon", le respondí. "Avísame si crees que debería detenerme o algo así".

"Está bien", dijo.

Más tarde descubriría que había conducido así la mayor parte de mi vida. Este tipo de comportamiento se considera comportamiento automático, uno de los signos más reveladores de la narcolepsia. Muchas personas con narcolepsia conducen así antes de ser diagnosticadas. Por lo general, si un narcoléptico viaja de la misma manera todos los días, se acostumbra a la ruta y puede seguirla aunque no esté totalmente alerta. Este es un problema que se puede solucionar fácilmente con un diagnóstico y un medicamento adecuado.

Al describir la narcolepsia a las personas, he notado que muchas de ellas suponen que los narcolepticos se quedan dormidos al conducir. La mayoría de las personas no son conscientes de que muchas veces, este no es el caso. Muchos narcolepticos conducen en este trance automático de comportamiento donde sus ojos están abiertos, pero no están completamente alertas. Esta es otra razón por la cual la narcolepsia pasa desapercibida en muchos pacientes.

Muchos años después, me encontré con Jonathon. Le conté cómo me diagnosticaron narcolepsia y le expliqué cómo le funciona la enfermedad. Jonathon me dijo: "Vaya, todo tiene sentido ahora".

Cuando finalmente me diagnosticaron narcolepsia, tenía treinta y siete años. En este momento, comencé a tomar medicamentos, y parecían ayudar mucho. Tenía que mencionar el hecho de que tenía narcolepsia a mi jefe en ese momento. Esto fue en 2005, y casi todos los trabajos en los que trabajaba ahora tenían pruebas obligatorias de drogas. Quería avisarles en caso de que ocurriera algo. Estaba bastante preocupado por lo que podría pasar cuando le mencioné esto a mi jefe, Ronald. Una mañana, antes del trabajo, le dije que tenía narcolepsia. Ronald respondió: "Está bien, ¿y?"

Le dije que quería hacerle saber porque estaba tomando medicamentos para ello, y aunque la medicina estaba funcionando bien, quería que él supiera en caso de que ocurriera algo. Ronald respondió: "No te vas a dormir aquí, ¿verdad?"

Le dije que esto era muy poco probable porque estaba respondiendo bien a la medicación. Esa respuesta lo satisfizo, e incluso me bromeó acerca de si la medicina que estaba tomando solo me daría velocidad. Le dije que era algo así, y bromeó diciendo que quizás podríamos darle algo a los otros muchachos. Los dos nos reímos, y ese fue el final. Y fui a trabajar sintiéndome bastante bien.

Trabajar como carpintero con narcolepsia había funcionado bastante bien durante un par de años. Pero a medida que pasaba el tiempo, tuve que aumentar mis medicamentos, y mi narcolepsia seguía empeorando. Solo despertarse por la mañana se convirtió en un problema importante. Toda mi vida me había considerado una persona mañanera. Me encantaba levantarme temprano y trabajar en la salida del sol, especialmente cuando trabajaba afuera. Ahora, llegar al trabajo a tiempo se estaba convirtiendo en un problema importante. Un sitio de trabajo en el que trabajé tenía la regla de que, si llegabas tarde al trabajo, tenías que comprar donas para los demás. Esto se volvió bastante costoso para mí - una semana, llegué tarde cuatro veces. Recuerdo haber venido una mañana con dos docenas de donas, y escuché a mi jefe decir: "¿Tarde otra vez, Jeffrey?"

Le dije: "Sí, señor".

Él dijo: "Veo que trajiste donas. Deberías conseguir acciones en Dunkin Donuts.

Respondí: "Sí, o al menos una tarjeta de crédito de Dunkin Donuts".

Sam se echó a reír y dijo: "Vamos a trabajar". Fue bueno que a Sam le gustaran las donas.

Mi siguiente gran trabajo fue mi favorito - construir un edificio comercial de madera desde cero, todo menos el concreto. Un trabajo como este no aparecía todos los días. Me encantaba trabajar afuera siempre que era posible, especialmente en esta época del año a fines de la primavera, cuando las mañanas eran frescas y no llovía mucho. Era casi imposible aburrirse en un trabajo como este porque hay muchos trabajos diferentes que hacer.

Comenzamos con el diseño del edificio, y luego construimos las paredes exteriores. A continuación, instalamos el trabajo de entramado para el techo hecho con cerchas de madera. Afortunadamente, teníamos una grúa para ayudar a establecerlos. El trabajo avanzó bien y, a fines de septiembre de ese año, realmente estaba tomando forma. Mi compañero y yo nos encargamos de instalar el revestimiento alrededor del exterior del edificio. Esto significaba que necesitaríamos construir andamios para llegar a la parte superior de las paredes.

Una hermosa mañana de septiembre, nos pusimos en marcha para trabajar en el extremo sur del edificio. Este extremo del edificio presentaba un parque arbolado muy bonito con muchos árboles y muchos animales. Esa mañana, tenía mi silbato para siervos en mi overol y lo usé para llamar a algunos ciervos que había visto en el parque a unos cientos de metros de distancia. Hice el ruido varias veces, y mi jefe, Tim, salió a ver quién hacía el ruido.

Me llamó al andamio y gritó: "¿Qué es ese ruido?"

Le dije que estaba llamando a algunos ciervos en la distancia. En ese momento, tres ciervos se acercaron a veinte yardas del andamio - dos grandes y uno enorme. Tim les tomó una foto y luego dijo que sería mejor volver al trabajo.

Luego, esa tarde, me caí bajando del andamio. Me pude detener un poco, pero no antes de que mi pecho cayera directamente en el peldaño superior del andamio. Mi compañero vio lo que sucedía y me preguntó si estaba bien. Le dije que estaba bien y que me había quedado sin aliento. La caída dolió un poco, pero volví a trabajar por el resto del día.

A la mañana siguiente, me dolió mucho; No podía levantar mis brazos sobre mi pecho. Me di de baja como enfermo ese día y fui al médico. El doctor me tomó radiografías y todo parecía estar bien. Me dijo que tenía unas costillas magulladas, y que debería tomarme las cosas con calma por un tiempo, así que seguí su consejo y pedí unos días libres para poder maniobrar mejor.

La compañía para la que trabajaba en ese momento no reclamó el incidente de la caída en mi contra. Sin embargo, las cosas estaban empeorando para mí. Me estaba preocupando por mi seguridad y por las personas que me rodeaban. Terminé ese proyecto y trabajé por otro año más o menos.

Decidí consultar a un abogado de mi sindicato. Con el consejo de mi médico y abogado, junto con el consentimiento de mi sindicato, pude retirar mi pensión antes de tiempo. Pude intentar resistir más tiempo, pero estaba preocupado, y la cuestión de si Workman's Comp me cubriría o no en el trabajo era un problema muy real. Mi neurólogo comentó: "En cierto modo tienes suerte. Todos esos años como carpintero con narcolepsia y todavía tienes todos tus dedos ".

Respondí: "Creo que aprendí a usar las sierras de la manera correcta". Mi médico sonrió y asintió, pero tenía razón, tuve suerte. Eso fue todo, mi carrera como carpintero había terminado. Irónicamente, el último trabajo oficial en el que trabajé fue un estudio de sueño en un hospital cerca de mí.

CAPÍTULO 19

CAÍDA LIBRE

Retirarme de ser carpintero fue duro para mí. Realmente me gustaba mi trabajo, y fue difícil renunciar. Unos seis meses después de abandonar la carpintería, comencé un nuevo medicamento. Al principio, pensé que la medicina parecía estar funcionando bastante bien. Por ese tiempo, un pariente me preguntó si podía ayudar en un techo. Pensé que tal vez si esto funcionaba, podría volver a ser carpintero. Estuve de acuerdo, y le hice saber que simplemente ayudaría desde tierra. Esto fue a principios de mayo, uno de mis momentos favoritos para estar afuera en Michigan.

Como he mencionado, me encantaba levantarme temprano y comenzar a trabajar con el sol. Me presenté en la casa de mi pariente, y algunos de nosotros comenzamos. Me sentía bien y no pasó mucho tiempo hasta que estuve en el techo. En las primeras dos horas, sucedió - caí al suelo de cabeza contra el concreto. Me pareció una caída lenta, pero apuesto a que toda la caída tardó menos de un segundo. Recuerdo que cuando me caí, pude ver cada junta de ladrillo y cemento en el costado de la casa, casi como si los tuviera con una lupa en la mano. Luego, pude ver mi mano izquierda extendida como si estuviera como si quisiera chocarl las cinco contra el concreto. Pude ver mis uñas en mi mano izquierda como si me estuviera preparando para recortarlas. Luego, mi mano derecha se sacudió contra el concreto de una manera muy similar. Entonces recuerdo girar la cabeza hacia concreto como si quisiera que el concreto besara mi mejilla en lugar de mis labios.

Mientras yacía cómodamente en el concreto, el tiempo parecía comenzar de nuevo. La mejor manera de explicar esto es que era como si estuviera viendo una película, y tan pronto como comencé a caer, alguien o algo presionó el botón de pausa y me permitió sentarme y mirar la situación y hacer los mejores ajustes a esa parte particular de la película para poder alejarme de la caída. Investigué un poco sobre este tipo de evento, y parece que lo que estaba sucediendo es algo conocido como dilatación subjetiva del tiempo. Aparentemente, de alguna manera, el cerebro parece procesar información de manera muy eficiente en este tipo de circunstancias en las que la vida podría estar en peligro. Es como una súper computadora. De todos modos, doy gracias a Dios por lo que creo que tal vez una forma de intervención divina.

Justo después de la caída, mi amigo y un pariente llegaron corriendo al lado de la entrada donde me caí del techo.

No dijeron nada, parecían más sorprendidos que yo. Recuerdo haberles dicho que probablemente deberían llamar a una ambulancia. Alguien respondió que ya habían hecho esto. Justo en ese momento, recuerdo mover mis piernas para ver si todavía funcionaban. Lo hicieron, pensé que era una buena señal. Todavía me recosté en el concreto en el camino de entrada, y todos estuvieron de acuerdo en que no debería intentar moverme hasta que llegara la ambulancia. Recuerdo haber pensado: *¿Por qué no podría haberme caído en el césped de la casa?* Oh, bueno, no importa lo que pasó, había sucedido y ya había terminado.

La ambulancia llegó muy rápido. Los paramédicos se me acercaron y me hicieron algunas preguntas, como quién era el presidente y otras cosas por el estilo. Debo haber respondido a todo correctamente, porque los paramédicos estaban convencidos de que estaba coherente. Recuerdo haberle preguntado a uno de ellos, cuando me colocaron en la ambulancia, si iba a vivir. El paramédico respondió que sí, y eso fue todo lo que necesitaba escuchar.

Llegamos al hospital y las enfermeras se pusieron a trabajar conmigo de inmediato. Sabía que mis brazos estaban en mal estado, y probablemente también mi cara. No estaba seguro del alcance de mis heridas. El médico ordenó radiografías en ambos brazos y, poco después, entró en mi pequeña habitación para consultarme. Lo primero que me dijo fue: "Veo que dice en tu archivo que tienes narcolepsia".

Dije si."

Él dijo: "Sabes que no puedes hacer este tipo de trabajo".

Le dije que estaba al tanto de eso, y él procedió a decirme que me había roto los dos brazos. Luego preguntó: "¿Cómo vas a limpiarte el trasero?"

Le dije: "No lo sé. Supongo que soy estúpido, pero realmente me gusta ser carpintero ".

Justo entonces mi hermana llegó al hospital. Entró en mi habitación y le di una gran sonrisa. Parecía tan blanca como un fantasma. Ella dijo: "No puedo creer que estés sonriendo".

Le dije: "Me alegro de que aún puedo".

Le pregunté qué tan mal se veía mi cara, sabiendo que mi cara aterrizó justo en el concreto. Ella dijo que era bastante malo, especialmente en el lado derecho que había golpeado el concreto.

Mi cara estaba realmente desgarrada - tenía puntos de sutura sobre mi ojo derecho, y cuando finalmente me miré en el espejo, se veía bastante mal. El médico colocó mi brazo izquierdo enyesado y dijo que probablemente necesitaría cirugía en el brazo izquierdo, y quizás también en el derecho. Él continuó colocando mi brazo derecho y me envió a casa con un yeso removible. También me envió a casa con antibióticos, Vicodin y una solución para limpiarme la cara. Me dijo que necesitaba hacer una cita con un cirujano ortopédico. Mi hermana me llevó a casa.

Cuando llegué a casa, mi cachorro de laboratorio de seis meses, Hunter, vino corriendo hacia la puerta. Me miró como, *¿qué te pasó, papá?* Mi cara estaba bastante estropeada. Una vez en casa, mi hermana me limpió la cara y me dio mis recetas, pero no quise tomar el Vicodin. Pensé que podría volverme adicto y, como alguien que había sido acusado de estar drogado la mayor parte de mi vida, no quería que eso sucediera.

Luego recordé lo que dijo el médico sobre limpiarme el trasero. Tenía un yeso removible en mi brazo derecho que me permitía un *poco* de movimiento cuando me lo quitaba. Entonces, recordé que mi hermano mayor trabajaba con un amigo nuestro que había perdido sus dos brazos. Llamé a mi hermano y le conté lo que había sucedido, y le pedí que le preguntara a Gary cómo se limpiaba el trasero. Le preguntó, y dijo que buscara un palo o algo con un ángulo y tratara de hacer que eso funcione. Le agradecí, y parecía que casi de inmediato, mi perro, Hunter, entró del patio trasero con el palo perfecto de mi árbol de arce. No solo me trajo el palo perfecto, sino que masticó la corteza del palo. El palo casi parecía estar lijado con papel de lija cuando Hunter me lo dio. Hice que el palo funcionara hasta que puede mover mejor mi brazo derecho. Los perros son asombrosos.

Mis hermanos se turnaban para ayudarme con las tareas domésticas, cuidar a mi perro, limpiarme la cara y otras cosas por el estilo. Hice una cita con un cirujano, y él determinó que iba a necesitar cirugía en mi brazo izquierdo, pero dijo que el médico de emergencia había hecho un gran trabajo colocando mi brazo derecho y que podría solo tener un yeso. Establecimos un tiempo para programar una cirugía a un par de semanas, y luego me dirigí a otro médico para revisar mi cara y los puntos en mi ojo.

Estaba muy preocupado por mi cara, honestamente se veía realmente mal. El médico de la próxima cita me dijo que tuve suerte y que podría haber perdido todos mis dientes. También me dijo que la piel de mi cara se estaba curando muy bien y que también podría tener suerte allí. Me recomendó que visitara a un dermatólogo después de que se curara y me recordó que me limpiara la cara dos veces al día. Le dije que no quería tomar el Vicodin. Me regañó y me dijo que lo tomara (al menos cuando me limpiaban la cara). Me aseguró que no me volvería adicto, y acepté tomarlo.

Un par de días después, se cayó la corona en mi molar inferior derecho. Esta era la única corona que tenía; de hecho, me la había puesto recientemente. Cuando mi dentista la colocó, estaba demasiado alta, casi como si ni siquiera fuera el diente adecuado para mi boca. Volví un par de veces para que la volvieran a colocar, pero como unca había tenido una, no sabía cómo debía sentirse, así que decidí que estaba bien así.

Decidí conseguir un nuevo dentista para arreglarla ahora. Mi nuevo dentista terminó retirando ese diente.

También descubrió que el diente directamente encima de ese diente estaba roto y pudo arreglarlo. El dentista y yo hablamos sobre mi incidente de caída y cómo se relacionaba con mi corona elevada, y ambos acordamos que fue una bendición disfrazada. Si ese diente en mi molar posterior hubiera estado al ras con mis otros dientes cuando me caí, todos mis dientes podrían haberse roto y habría tenido mucho más daño, posiblemente incluso podía haberme roto todos mis dientes en ese lado de mi boca. Es una locura cómo funcionan las cosas a veces.

Me operaron la muñeca izquierda y quedó muy bien. Mi cara se curó bastante bien, todavía puedo notar un poco las heridas, pero no es muy notable. En dos meses, ya podía jugar con la pelota alrededor de mi patio trasero con mi perro, Hunter. Recuerdo que mi hermano mayor se detuvo en mi casa después del trabajo un día y me sorprendió bromeando y diciendo: "Te curas rápido".

Le dije: "Sí, supongo que sí".

Ese fue mi final de incluso considerar trabajar como un carpintero.

CAPÍTULO 20

MÁS TRABAJO CON NARCOLEPSIA

Una vez que decidí que la carpintería estaba fuera de mi futuro para siempre, tuve que decidir qué era lo siguiente para mí. Le pregunté a mi neurólogo qué debería hacer con el resto de mi vida, y él respondió que dormir. En ese momento, tenía que tomar siestas durante el día, pero nunca imaginé lo malo que podría ser. Cuando estaba dando los toques finales a este libro, dormía más de lo que estaba despierto, y eso no es divertido. He leído que las personas con narcolepsia en sus cuarenta y cincuenta años están casi postradas en cama, espero que no me suceda.

Había escuchado de un par de personas que los gobiernos estatales y federales tenían algunos programas de capacitación bastante buenos para personas con discapacidades. Realmente no me consideraba una persona con discapacidad, pero supongo que sí, eso es algo muy difícil de aceptar. Investigué un poco y me inscribí en uno de los programas. Estaba emocionado al principio. Tenían opciones de escolarización y ayuda para personas discapacitadas que buscaban trabajo que les permitía acomodarse en el lugar de trabajo. Pensé que esto era una buena idea. Una de esas acomodaciones para una persona con un trastorno del sueño podría programarse para que pudiera siestas durante el día. El gobierno puede incluso pagar un lugar para que la persona tome una siesta.

Todo eso me pareció bastante interesante. Me asignaron a un asistente social y revisamos mis opciones. Al principio, tuve que hacer algunas pruebas para ver dónde podría ser más útil, o para qué tipo de carrera sería más adecuado. Obtuve un puntaje muy alto en mis exámenes de matemáticas. Mi asistente social me sugirió que volviera a la escuela para ser maestro de matemáticas. Pensé en eso, pero tendría que ir a la escuela a tiempo completo. Mi médico y yo pensamos que sería demasiado difícil para mí, especialmente cuando consideramos el hecho de que tengo que tomar varias siestas durante el día.

Terminé yendo por otra ruta. Organicé mi currículo y comencé a buscar, sabiendo que mi asistente social me respaldaba con mi discapacidad y mi necesidad de adaptaciones. No pasó mucho tiempo cuando recibí un mensaje de una importante corporación. Informé a mi asistente social sobre mi entrevista y le hice saber que iba a necesitar su ayuda con mis adaptaciones. Ella se molestó conmigo de inmediato. Ella me dijo que no debería contarles sobre mi discapacidad o que no me contratarían. Le dije que tenía que decirles - voy a necesitar tomar siestas y podría caerme debido a mi cataplejía. Luego, le pregunté si incluso había leído la nota de mi médico. Ella dijo: "¡Quizás no estés listo para ir a trabajar!"

Le dije: "¿Por qué he estado perdiendo el tiempo viniendo aquí si no puedes ayudarme? Pensé que ese era el punto - podrías defenderme y ayudarme".

Ella no sabía qué decir, o tal vez, no sabía qué hacer.

Ella me informó que tal vez podría iniciar una microempresa para poder ser mi propio jefe y hacer mis propios horarios. Le dije: "Está bien, lo que sea".

Mi asistente social me dio folletos sobre cómo comenzar mi propio negocio. Luego me envió a un seminario de negocios que también podría ayudarme. Estudié los folletos, fui al seminario y volví a verla para averiguar qué era lo siguiente.

Luego me dijo que tenía que decidir qué tipo de negocio comenzar y elaborar un plan para ello. En este punto, ya había pasado más de seis meses yendo y viniendo a esta agencia gubernamental y todavía no había recibido ninguna ayuda. Luego le dije qué tipo de negocio quería iniciar - un negocio que ayudara a personas discapacitadas a conseguir trabajo. Ella me miró con gracia; después de todo, ese era su trabajo. Estaba totalmente en serio, ella pudo haber pensado que estaba siendo un tonto inteligente, pero no lo fue así. Al final no obtuve nada de toda la experiencia, sino un momento difícil. Tal vez simplemente no sabían cómo ayudar a una persona con una discapacidad como la mía. Quizás eran demasiado flojos para preocuparse. Es una pena, sin embargo; En ese momento de mi vida, podría haber podido estar en un buen trabajo con la ayuda adecuada. Para que conste y para quien necesite ayuda, existe una agencia gubernamental llamada Jobsite Assistance Network, o JAN para abreviar. Esta agencia tiene folletos para muchas discapacidades. Los folletos explican diferentes adaptaciones que el gobierno puede ayudar a pagar si una empresa quiere contratar a una persona con discapacidad. Uno de esos folletos es para personas con trastornos del sueño. Le di este folleto a mi asistente social, pero aparentemente no tuvo tiempo de leerlo.

CAPÍTULO 21

DIPLOPÍA

La visión doble (o diplopía, el término clínico) ha sido un gran problema para mí. La noté por primera vez alrededor de 2005. Mientras leía un periódico o navegaba por la computadora, las palabras comenzaban a moverse. Se movían hacia arriba y hacia abajo, se empañaban, y a veces veía el doble.

Por supuesto, esto me asustaba, y se lo mencioné a mi neurólogo. Decidimos que me miraran los ojos. Hice una cita con un oftalmólogo neural. Llegué a mi cita con mi nuevo especialista e informé al médico de mi problema de visión doble. El oftalmólogo neural me realizó muchas pruebas. Cuando terminó mi cita, el médico me dijo que tenía la mejor visión que había visto y me dijo que no había nada malo en mis ojos. Sabía que tenía buena visión, pero a veces se duplicaba. Compartí mi experiencia con mi hermana y ella dijo: "Necesitas ver a mi oftalmólogo. Él es el mejor". Así que realicé una cita con él. Me sorprendió mucho lo rápido que pudo confirmar mi doble visión. A los cinco minutos de realizar un chequeo en mis ojos, él lo descubrió. Lo llamó euforia. Cada vez que revisaba mis ojos, mis ojos mostraban una euforia ligeramente diferente. Le conté a mi nuevo oftalmólogo sobre todas las pruebas que me realizó el oftalmólogo neural. Mi nuevo doctor de ojos estaba sorprendido.

Él dijo: "¿No captó su doble visión?", Le respondí: "No."

Él respondió: "Wow, eso es difícil de creer".

No me sorprende que un médico haya encontrado mi problema tan fácil y el otro no lo haya podido encontrar con una variedad de pruebas. Me he acostumbrado a conocer médicos que no hacen un muy buen trabajo. Debo decir que mi hermana tenía razón, su médico era el mejor oculista.

Ahora que habíamos determinado el problema, la pregunta era qué hacer al respecto. La red de narcolepsia incluye visión borrosa y doble como uno de los posibles síntomas de la narcolepsia. Muy poca información sobre qué hacer al respecto (si se puede hacer algo) estaba disponible para mí. Decidimos probar anteojos con prisma para ver si podían corregir el problema.

Intenté una receta con prismas, pero eso no pareció funcionar en absoluto. Decidimos aumentar la prescripción del prisma, pero fue en vano. Intenté leer con un parche sobre mi ojo, y el parche a veces funcionaba. Cuando practicaba tiro con arco, parecía ayudar en algunos momentos. Irónicamente, tenía una visión mucho mejor que 20/20 - solo estaba borrosa o duplicada, principalmente al leer o enfocar una cosa, como un objetivo. El problema con el parche era que perdería la percepción de la profundidad. También obtendría visión borrosa al usar el parche, y generalmente me seguían los dolores de cabeza.

¿Qué hacer a continuación? Había visto un par de médicos diferentes en la ciudad para ver si alguien tenía una idea diferente. Uno sugirió una cirugía en el músculo de un ojo. Dijo que podríamos hacer una cirugía en un ojo primero para ver qué pasaba, pero esa idea no me gustó. Cuando le mencioné la cirugía a mi neurólogo, él dijo que no, porque sentía que no tenía nada que ver con mis músculos en mis ojos y que me arruinaría aún más los ojos.

Decidí investigar más por mi cuenta. Descubrí un artículo en Internet de la Clínica Mayo, que data de los años setenta. El investigador descubrió la diplopía en muchos de los pacientes con narcolepsia. De hecho, descubrió que muchas veces sería el primer síntoma que encontraría en muchos de sus pacientes con narcolepsia.

Decidí hacer una cita y volar a la Clínica Mayo para ver si alguien en el departamento de neurología podría ayudarme. Cuando llegué a la Clínica Mayo, me hicieron muchas de las mismas pruebas que me hicieron en casa.

El veredicto fue muy similar - me dieron una receta para anteojos con prismas. Les agradecí y me dirigí a casa. Estas gafas tampoco me funcionaron.

En mi próxima cita con mi neurólogo, traje mis registros de la Clínica Mayo. Allí, hablé con uno de los asistentes en la oficina y les entregué mis registros. Casualmente preguntó si la Clínica Mayo había sido mejor que su consultorio, y le dije que no. Ella salió de la habitación. *No iba a ir a la Clínica Mayo porque no creía que supieran lo que estaban haciendo, pensé.* Solo estaba buscando respuestas.

En ese momento, mi neurólogo entró. Dijo: "Haría lo mismo que tú si tuviera narcolepsia - ir a todos los lugares que pueda y descubrir todo lo que pueda para mejorar mi narcolepsia". Eso me hizo sentir mejor, y también confirmó que estaba en el consultorio médico correcto porque me di cuenta de que mi médico me respaldaba.

Todavía tengo muchos problemas con mi visión, incluso hasta el día de hoy. De hecho, solo ha empeorado. Mientras escribía este libro, utilicé muchos métodos alternativos, como Dragon NaturallySpeaking. Mis ojos fallan mucho cuando miro la pantalla de mi computadora. Una cosa es segura - si tomo una larga siesta antes de trabajar en la computadora, mis ojos mejoran, al menos al principio.

Todavía no he recibido una muy buena respuesta por qué tengo doble visión. Quizás nadie lo sepa con seguridad. Creo que podría tener algo que ver con mi cerebro, siempre tratando de llevarme a REM, pero eso es solo un pensamiento. Todavía tengo una visión mejor que 20/20. Siempre he tenido la mejor visión en mi familia. Aunque todavía tiro bastante bien el tiro con arco, solía ser mucho mejor hace veinte años. Uno de mis hermanos mencionó que tal vez he tenido una buena visión toda mi vida porque paso mucho tiempo en REM - los músculos de mis ojos se ejercitan bien. *Pensé, eso no era una mala teoría en absoluto. He hablado con otras personas con narcolepsia que experimentan visión doble; Sin embargo, la mayoría de los narcolépticos con los que he hablado no han experimentado este síntoma. Algunos profesionales médicos han mencionado que la diplopía podría estar relacionada con la cataplejía.*

CAPÍTULO 22

NUBE DE HUMO

¿Cómo se contrae la narcolepsia? ¡Esa es una buena pregunta!

Se ha aprendido mucho en los últimos quince o veinte años sobre esta enfermedad, pero indudablemente hay mucho más por aprender.

Se han realizado muchos estudios en humanos y animales, especialmente perros. En general, se ha determinado que aproximadamente una de cada dos mil personas tiene narcolepsia. Algunos dicen que es más, pero la mayoría de los estudios han concluido el número uno en dos mil.

La mayoría de las investigaciones sugieren una predisposición genética a la narcolepsia y la cataplejía. Esto no significa que si tienes los genes asociados con la narcolepsia, tendrá narcolepsia. Tener una predisposición genética a una enfermedad o trastorno no le da la enfermedad, pero significa que puede ser más susceptible a la enfermedad.

Con respecto a la narcolepsia, muy pocas personas que portan los genes asociados con la narcolepsia terminarán con la enfermedad. Esto puede ser confuso tanto para los pacientes como para el campo médico. Como mencioné en el capítulo 5, la prueba genética solo debe usarse para descartar la narcolepsia, después de que se hayan realizado todas las demás pruebas. En algunos casos poco usual, un paciente podría tener narcolepsia sin portar los genes asociados (pero este no suele ser el caso).

Según la Red de Narcolepsia y otras organizaciones líderes, se teoriza que un paciente contraerá narcolepsia debido a un desencadenante ambiental o una experiencia traumática o enfermedad, generalmente como un niño o adolescente.

¿Cómo llegué a la narcolepsia? No lo sé con certeza. Cuando le pregunto a los miembros de mi familia, dicen que mis síntomas probablemente comenzaron cuando tenía cuatro o cinco años. Tengo algunas teorías propias sobre cómo adquirí la narcolepsia.

Mientras investigaba y escribía este libro, tuve muchas conversaciones con familiares y profesionales médicos. En una reunión familiar reciente, estaba discutiendo las posibilidades con mi prima. Hablamos sobre la teoría del detonante ambiental, y ella me recordó algo que mis hermanos y yo nunca podríamos olvidar. Mencionó que mis padres fumaban mucho. En mis años de primaria y secundaria, mi familia vivía en una casa muy pequeña en Metro Detroit. Mamá, papá, seis hijos y un perro, muy estrecho. Mi padre fumaba dos cajetillas de cigarrillos (del tipo sin filtro) cada día. Mi madre fumaba aproximadamente la mitad de eso, pero del tipo filtrado. Mi prima recordó cuándo visitaba nuestra pintoresca casita, tan pronto como se abría la puerta, salía una nube de humo. Mis padres fumaban mucho. Es sorprendente que mi prima recordara todo eso hace más de treinta años cuando era niña a principios de los setenta, probablemente le parecía una locura en ese momento. En la era de muchos fumadores, nuestra casa era una de las más fumadoras. Mis hermanos y yo estábamos más que expuestos a más humo de segunda mano que el hogar de fumadores promedio de la época.

En un viaje reciente para visitar a una tía al otro lado de la familia, le mencioné mi investigación. Ella me recordó que mis hermanos y yo tuvimos muchas infecciones de oído en la infancia. Mi tía cree que esto también podría atribuirse al humo reciclado.

Uno de mis hermanos mayores me recordó que, además de que nuestra pequeña casa de la infancia estaba llena de humo de cigarrillos, nuestra casa estaba calentada por una vieja estufa de aceite. Estoy seguro de que el ambiente en la casa no ayudó a los pulmones de nadie, incluido mi hermano que tenía asma. Quién sabe qué más causó.

Además de nuestra casa llena de humo, mi familia conducía ocho horas de ida en vacaciones de verano en una camioneta llena de humo. Es fácil imaginar el viaje en automóvil de mi familia - seis niños, dos padres y un perro en una camioneta bajando por la carretera como un dragón mágico, ocho horas en cada sentido.

No es necesario ser Einstein para llegar a la conclusión de que si la narcolepsia se desencadena por un desencadenante ambiental, encontré mi arma humeante. Sé que fumar y el humo de segunda mano son culpables de muchas cosas, y debería serlo. Una cosa que hicieron mis padres fue curarme de querer probar fumar cigarrillos.

Mi hermano mayor y mis dos padres tenían cáncer de pulmón. Mi madre murió a los cincuenta y siete años de cáncer de pulmón. El cáncer de pulmón de mi padre fue detectado a tiempo, pero terminó con EPOC y falleció a los setenta y dos. Billy, mi hermano que de otro modo era un hombre sano y fuerte, contrajo cáncer de pulmón y falleció a los cincuenta años.

El fumar y el humo de segunda mano son culpados de muchas cosas. No sé qué causó mi narcolepsia, y es posible que nunca lo sepa. No sé qué causa la narcolepsia de nadie, pero espero que algún día tengamos más respuestas. Esperemos que los investigadores echen un vistazo al tabaquismo y al humo de segunda mano como una posibilidad para algunos de los casos de narcolepsia.

CAPÍTULO 23

EXPERIENCIA TRAUMÁTICA

Cuando tenía tres años, compartía una habitación con mis tres hermanos mayores. Mirando hacia atrás, podría parecer abarrotado, pero nunca nos sentimos así, para nosotros era lo normal. Compartía una cama con mi hermano mayor, el siguiente de mi edad. Recientemente he compartido esta historia con dos de mis hermanos mayores. Cuando le conté la historia a mi hermano mayor, me detuvo y dijo: "¿Recuerdas cuando tenías tres años?"

Respondí: "Sí, de hecho, es uno de los recuerdos más vívidos, si no el más vívido, de mi vida".

Una tarde, después de que nuestros padres nos acostaran a todos, mi madre y mi padre se retiraron a la sala de estar, como solían hacer para ver la televisión. Vivíamos en una pequeña casa de tres habitaciones. La habitación de los niños estaba al final de la casa al lado del baño. La sala de estar estaba en el pasillo desde el baño en la parte delantera de la casa.

Mi padre era bebedor, bebía cerveza casi todas las noches de mi infancia. Como mencioné, tenía tres años y no tenía pañales y pensaba que estaba bastante entrenado para ir al baño. En esta noche, no mucho después de que me quedé dormido, de repente desperté. Definitivamente estaba mojado, y estaba asustado porque mi padre me había advertido que no mojara mi cama nuevamente.

En este momento, me arrastré fuera de la cama y me metí en el baño. Podía escuchar los pasos de mi padre bajando por el pasillo. Traté de ocultar mi ropa mojada, pero ya era demasiado tarde. Mi padre se paró frente mí, su voz retumbante como un trueno, y preguntó: "¿Qué hiciste? ¿Mojaste tu cama otra vez?"

Estaba temblando y muy asustado. En ese momento mi padre me inclinó sobre la bañera. Todavía puedo escuchar la voz de mi madre desde la sala de estar, todavía resonando en mis oídos hasta el día de hoy.

"¡Billy! (nombre de mi padre) ¡No! "

Mi padre me pegó, si quieres llamarlo así - me pegó tan fuerte como pudo, y apuesto más de diez veces. Pensé que iba a morir. Cada latigazo que me infligió mi padre se sentía como el fin del mundo una y otra vez. Nunca más volví a sentir ese terror en ningún momento de mi vida.

Mi padre era trabajador de la construcción y bebedor. Eso no es excusa, pero estoy seguro de que el alcohol no ayudó con la situación. Nunca volví a mojar mi cama, mi padre me arregló eso. Hasta el día de hoy, puedo viajar muchas horas sin tener que ir al baño. No sé si este fue el desencadenante que desencadenó mi narcolepsia o no. Sé por mi memoria y los recuerdos de mis hermanos mayores que cuando tenía tres o cuatro años, muchos de mis síntomas de narcolepsia, especialmente mi comportamiento automático, comenzaron a manifestarse.

Realmente me gustaba mi papá, de hecho, él era una de mis personas favoritas. A la mayoría de la gente le gustaba mi papá. Si estuviera en una habitación con veinte personas, habría un par de personas a las que no les gustaría, un par de personas que podrían llevarlo o dejarlo, pero a la mayoría de la gente realmente le gustaría. La mayoría de las personas se divertían mucho saliendo con él. Mientras escribo este capítulo, estoy luchando contra las lágrimas. Pensé seriamente en no contar esta parte de la historia. Lo discutí con algunas personas cercanas a mí y decidimos publicarla. Mi padre no fue tan malo como lo peor que había hecho en su vida, pero fue tan bueno como lo mejor que hizo. Espero que después de dejar este mundo, las personas piensen lo mismo de mi. Te amo, papá.

No sé si el humo de segunda mano, mi experiencia de azotes u otro virus o enfermedad fue el desencadenante que causó mi narcolepsia. No sé si nací con ella. Podría ser otra cosa. Puede que nunca lo sepa. En el fondo de mi corazón, si pongo cada posibilidad en una maleta y juego a Trato o No con ellas, tendría que elegir la maleta con los azotes que recibí cuando tenía tres años. Realmente pensé que iba a morir esa noche.

Mis pensamientos sobre cómo terminé teniendo narcolepsia, después de mi vida viviendo con ella y los últimos diez años aprendiendo sobre ella, creo que me dicen que fue debido a una mala experiencia. Ya sea medioambiental u otra cosa, creo que mi cerebro hizo algo para salvarse a sí mismo (y, a su vez, a mí). Creo que de alguna manera destruyó o comenzó a destruir la orexina en mi sistema y otras partes de mi cerebro. Mi cerebro y mi composición genética pueden haberme salvado de algo mucho peor - Dios no lo quiera, tal vez incluso la muerte. El cerebro es muy complejo y puede hacer cosas asombrosas. La predisposición genética a la narcolepsia puede no ser del 100 por ciento, pero ¿qué sucede si las personas que portan los genes asociados con la narcolepsia y la cataplexia poseen una capacidad genética para destruir parte del cerebro para prevenir la muerte? ¿Qué sucede si en algunos casos un evento desencadena la narcolepsia y otro evento desencadena la cataplejía? La narcolepsia podría ser autoinmune. Los investigadores aún están investigando esa posibilidad.

CAPÍTULO 24

HUNTER BEAR

A principios de la primavera de 2007, aproximadamente dos años después de que me diagnosticaran narcolepsia, decidí buscar un perro. Tuve un perro toda mi infancia, pero este sería mi primer perro como adulto. Decidí consultar en línea para comenzar mi búsqueda. Estaba bastante seguro de que quería un perro tipo Labrador, y ahí fue donde comencé mi búsqueda.

El primer perro que miré fue una mezcla Lab-Cocker Spaniel de cuatro meses. Era una pequeña cosa genial, como podría esperarse; Tenía un aspecto muy único para él. Me gustó de inmediato. La familia que lo poseía tenía otro perro, pero este era un adulto. Les pregunté por qué querían deshacerse del cachorro y me dijeron que tener a los dos perros era demasiado trabajo para ellos. Jugué con el cachorro por un tiempo y le dije a la familia que tenía algunos perros más para mirar. Realmente me gustó este perro, pero sabía que debía mirar algunos más.

La noche siguiente me dirigí hacia Ypsilanti, a una hora en coche de mi casa cerca de Detroit. Hablé con una señora que rescataba perros allí. Ella me dijo que tenía dos cachorros muy bonitos de mezcla de pastor alemán y labrador. Sonaban geniales, pero estaba a medio camino cuando me di cuenta de que no podía sacar al otro cachorro de mi mente. Había algo realmente genial en él. Llamé a la señora y le conté mis pensamientos. Ella me aconsejó que fuera a buscar a ese cachorro de inmediato si todavía estaba disponible. Le agradecí y procedí a llamar a la familia que tenía el cachorr Lab-Cocker Spaniel. Me dijeron que todavía estaba disponible. Me apresuré a buscarlo.

Mi nuevo perro y yo teníamos mucho en común, incluso más de lo que sabía en ese momento. Tener un perro propio era algo nuevo para mí y me costó un poco acostumbrarme. Tan pronto como mi nuevo perro entró en mi casa, marcó su nuevo territorio en el suelo de inmediato. Ya estaba entrenado para ir al baño en su mayor parte, y no volvió a hacerlo.

Traté de darle a mi perro un nombre que encajara. Después de probar algunos nombres diferentes que no parecían quedarle, me decidí por Cazador. Este era el nombre perfecto para mi nuevo miembro de la familia. Más tarde, el nombre de Cazador se modificó a Hunter Bear, porque se parecía a un pequeño oso negro.

Hunter Bear y yo nos divertimos juntos, y pronto, él iba a donde quiera que yo fuera. No pasó mucho tiempo hasta que Hunter Bear me estaba ayudando con mi narcolepsia y cataplejía. Por las noches, tomaba un medicamento llamado Xyrem, este medicamento tenía que tomarse en dos dosis. Tenía que tomar la primera dosis justo antes de quedarme dormido, y la siguiente dosis vendría cuatro horas después. Esto significaba que tendría que configurar una alarma para tomar la segunda dosis unas cuatro horas después. Nunca pude escuchar la alarma de la segunda dosis porque duermo mucho. Casi tan pronto como lo adopté, Hunter Bear se dio cuenta de lo que debía hacer. Sin que pasara mucho tiempo, él me lamía la cara siempre que me tocaba tomarme la segunda dosis.

Hunter Bear me brindó mucha más ayuda con mi narcolepsia y cataplejía. Como mencioné, Hunter Bear iba conmigo a todas partes, esto fue una gran ventaja para mí, especialmente mientras conducía. Hunter Bear se mantenía totalmente alerta sentado en el asiento del pasajero como un humano; de hecho, es posible que viera dos veces mientras conducía para asegurarme. Me informaba con un sonido de ladrido único cuando pensaba que me estaba cansando. Al principio, no entendía lo que intentaba decirme, pero lo descubrí muy pronto. Se convirtió en un reloj despertador para mí mientras conducía, haciéndome saber antes de que supiera que me estaba cansando.

Hunter Bear pronto aprendió a poder informarme si iba a tener una experiencia de cataplejía. El estrés desencadena mi cataplexia, entre otras cosas. Hunter Bear se acercaba a mí y me hacía saber que era hora de descansar o tomar una siesta. En este momento de mi vida, cedí a tomar siestas durante el día; tenía que hacerlo o no podía funcionar en absoluto.

Compartí mis experiencias con Hunter Bear con mi familia y amigos. La mayoría de ellos pensó que era genial. Otros pensaron que estaba inventando todo. Alrededor de 2015, un entrenador de perros en Seattle, Washington, comenzó a entrenar perros para personas con narcolepsia. Supongo que Hunter Bear estaba un poco más avanzado que su tiempo. Los perros son muy inteligentes y sienten cosas con las que nunca podríamos soñar.

Perdí a Hunter Bear el 28 de marzo de 2011, ese fue el día en que falleció. Mi esposa en ese momento y yo conseguimos otro perro en una semana. Extrañaba mucho a Hunter Bear. Nuestro nuevo perro, Gunner, una mezcla Lab-beagle, me ayudó mucho con algunas de las cosas que Hunter Bear podía hacer. Me despertaba para mi segunda dosis de Xyrem de la misma manera que Hunter Bear; también me avisaba cuándo debía tomar siestas. Se quedó corto en lo que respecta a la parte de conducción. Sismpre tendía a quedarse dormido, no todo el tiempo, pero lo suficiente como para no ser mi ayuda mientras conducía.

Mi exesposa terminó quedándose con Gunner. Todavía estoy tratando de encontrar otro perro como Hunter Bear, te extraño, amigo.

En septiembre de 2015, mi hija de entonces dos años, la llamaremos Adelle, y yo decidimos comprar nuestro propio perro, esta vez una mezcla de Lab-retriever. Adelle la escogió, la única hembra de la camada. Mi hija la llamó Minnie, después de, como podrás adivinar Minnie Mouse. Nuestra nueva cría tenía solo dos meses y necesitaba mucha capacitación.

Minnie era definitivamente el perro más hiperactivo que había conocido, y quizás el más rápido. Minnie brincaba mis cercas como un ciervo de un salto desde que tenía cuatro meses. Ahora tengo cercas de privacidad, pero si ella quiere, puede superarlas brincándolas. De hecho, la mantengo con una correa cuando salgo con ella, porque ya pudo brincar una de las cercas de privacidad de seis pies.

Minnie tiene actualmente dos años. Lo mismo pasa con ella - cuando se trata de despertarme para mi segunda dosis de Xyrem, una gran lamida en la cara y estoy despierto. Debe ser como los perros de Pavlov cuando escuchan la alarma. Minnie es muy buena conduciendo conmigo - nunca se duerme. Minnie no es tan buena como Hunter Bear en lo que respecta a decirme cuándo debo tomar una siesta, pero todavía es joven.

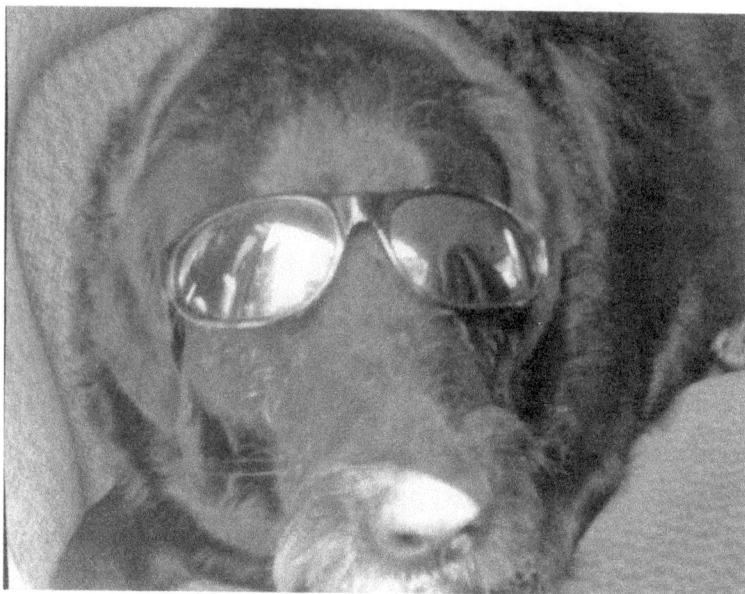

Hunter Bear con Estilo

CAPÍTULO 25

DESPERTAR REM

Uno de los síntomas de la narcolepsia son las alucinaciones.

Esto requiere un poco de explicación para ayudar a definir qué se entiende por alucinaciones en pacientes narcolépticos. Para mí y para otros con quienes he hablado, las alucinaciones ocurren ocasionalmente, generalmente al despertar de un sueño. Lo que me pasa es que, de repente, me despierto en medio de un sueño, abro los ojos, pero el sueño continúa en mi mente. Esto solo dura unos segundos. Esto se considera técnicamente una alucinación, pero en este caso también se le puede llamar un despertar REM. A veces, según lo que me informan amigos y familiares, me despierto gritando. Esto puede ser muy aterrador para alguien que nunca ha visto esto antes, así como para la persona que se está despertando.

Aunque mis alucinaciones ocurren principalmente cuando me despierto de un sueño, esto puede ser peligroso. Por ejemplo, esto ha sucedido en muchas ocasiones mientras me quedaba dormido como pasajero en un automóvil. Me quedo dormido muy fácilmente como pasajero en un automóvil. Al realizar viajes de una hora o más, a veces me despierto de ese sueño. Muy a menudo, me lanzo hacia el volante. Algunos de mis parientes y amigos lo han visto muchas veces. Afortunadamente, nada malo ha sucedido con esto. Este tipo de evento mientras estoy con otras personas conduciendo se ha notado en ocasiones desde mi adolescencia, mucho más de veinte años antes de que me diagnosticaran narcolepsia.

Cuando la mayoría de la gente escucha la palabra "alucinación", obviamente los asusta. Es importante tener en cuenta que no todos los narcolepticos tienen estas alucinaciones. Desearía que hubiera una mejor palabra para usar en lugar de "alucinaciones", porque cuando la mayoría de la gente la escucha, definitivamente piensan lo peor. Muchas personas suponen que pasas el día imaginando cosas, pero conmigo, este no es el caso. Irónicamente, mi hermano, que fue testigo de esto muchas veces decía: "¡Estás alucinando de nuevo!"

Yo podría pensar que él estaba siendo malo, pero en realidad tenía razón. Esto fue muchos años antes de que me diagnosticaran narcolepsia. Cuando miro hacia atrás a todos mis síntomas que estaban presentes a una edad temprana, es sorprendente pensar que no me diagnosticaron narcolepsia o algo más muchos años antes.

CAPÍTULO 26

SER PADRE CON NARCOLEPSIA

La crianza de los hijos es su propia ciencia que está en constante evolución, y es diferente de persona a persona, de familia a familia y de década a década. No hay una forma correcta o incorrecta de ser padres - uno solo puede esperar hacer lo mejor que pueda y esperar el mejor resultado posible. Un padre puede tomar clases de paternidad, aceptar consejos de amigos y familiares y, hoy, incluso buscar en google cómo ser padre. Tomé una clase para padres y se la recomiendo a todos. Aprendí mucho de mi clase de crianza.

La crianza de los hijos se reduce a mucho trabajo duro, una actitud resistente y respeto mutuo entre padres e hijos. No es responsabilidad de los padres controlar a sus hijos, sino enseñarles a los niños a controlarse a sí mismos. La crianza de los hijos es un desafío para cualquiera. Puede ser aún más difícil si se tiene una discapacidad.

La crianza de los hijos para mí ha sido un desafío, no solo por ser padre, sino también para mantener el derecho a ser padre. Una de las razones por las que decidí escribir este libro fue para informar a la persona promedio acerca de la narcolepsia - qué es y qué no. Esto es muy importante cuando hay que lidiar con los sistemas judiciales. Mi experiencia en la contratación de abogados ha sido grave en el mejor de los casos. Tuve suerte si mi abogado buscó en Google una mala definición de narcolepsia. Mi batalla durante el divorcio y la custodia es un excelente ejemplo de esta injusticia.

Si uno está en una silla de ruedas, otras personas pueden ver que está en una silla de ruedas. Es posible que no sepan por qué, pero generalmente pueden entender por qué se les da una explicación adecuada. Tener narcolepsia y cataplejía no es tan fácil de explicar, especialmente si a las personas a las que se les explica no les importa o tal vez no lo crean. Algunas personas incluso pueden tratar de usarla contra un individuo con narcolepsia. Sé que es difícil de creer, pero de vez en cuando se aprovechan las personas con discapacidades. Durante mi proceso de divorcio, se sugirió que es posible que no se me otorgue la custodia compartida porque tengo narcolepsia. De hecho, se sugirió que no pasaría noches con mi hija. Estaba totalmente conmocionado, por decir poco. Durante mi matrimonio, nunca se pensó en tales restricciones. Menos de seis meses antes de que se presentaran mis papeles de divorcio, mi hija de diecisiete meses no solo pasó la noche sola conmigo, sino que su primo de seis años también pasó la noche conmigo. Sus madres salieron a una reunión y estaban muy felices de que yo cuidara a los niños. Los niños se divirtieron mucho conmigo, la mayoría de los niños se divierten usualmente cuando los acompaño. Por supuesto, la noche fue perfecta, y ambas madres me dieron las gracias por la mañana. Me despedí de mi sobrina y ese fue el final.

Lo divertido es que la noche es el mejor momento para mí - si tengo algún problema con mi narcolepsia o cataplejía, usualmente es durante el día. Entonces, se puede comprender mi consternación ante mis nuevas restricciones de repente para ser oadre.

Tan pronto como mi hermano mayor se enteró de que estaba luchando por la custodia compartida de mi hija y escuchó que tal vez no podía ser un buen padre debido a mi narcolepsia, se indignó completamente. Mi hermano declaró esto en una conversación telefónica conmigo en ese momento: "Tienes que estar bromeando, Jeffy. Eras como Tony Danza para tu familia".

Mi hermano se refería a Tony Danza, quien interpretaba a Tony, un ama de llaves en la comedia Who's the Boss4. Ambos nos reímos mucho, pero tenía razón. Hice muchas

---

4 *Who's the Boss,* creada por Martin Cohan y Blake Hunter, emitida por ABC Television, 1984-1992.

cosas para mi familia antes y durante mi matrimonio que fueron similares a la comedia, como cocinar, ir de compras y lavar la ropa. Honestamente, soy un muy buen padre, y nunca dejaría que mi pequeña y dulce guisante Adelle cayera en peligro. Me molestó mucho esa situación. Si alguna vez ha tenido que contratar a un abogado sobre la marcha, sabe que puede ser un desafío. Tan pronto como mi ex esposa solicitó el divorcio, todo lo que podía pensar era que no podía dejar a mi hija fuera de mi vista. No conozco todos los aspectos legales de la custodia de los hijos, pero sabía que sería ventajoso para mí asegurarme de que mi hija viviera conmigo hasta que el divorcio fuera definitivo. Mi hermana me ayudó a encontrar un abogado, y cada vez que tenía que reunirme con el abogado, mi hermana dejaba el trabajo para cuidar a mi hija. Gracias a Dios que tenía a mi hermana con quien contar, o podría haber estado en una pesadilla aún peor.

Mi primera abogada para el divorcio me mantuvo siempre con preocupaciones. Ella, mi abogado, me hizo creer que podría perder mi lucha por la custodia compartida a pesar de que mi médico, un conocido neurólogo con una experiencia desconocida con la narcolepsia, escribió cartas en total apoyo para mí y mis habilidades de crianza. Después de consultar con un pariente que estaba en el campo legal, ambos acordamos que necesitaba un mejor abogado que pudiera consultarme mejor. Despedí a mi primera abogada y luego contraté a uno nuevo. Este abogado fue mejor y me aseguró que el solo hecho de que tengo narcolepsia no me impediría ser un buen padre. Después de mucho más tiempo y honorarios de abogados, gané mi derecho a tener la custodia compartida de mi hija. Aunque mi nuevo abogado era mucho mejor que la primera, permitió algunas restricciones a mi medicina y otras cosas que acepté de mala gana antes de que se me acabara el dinero.

Durante mi batalla por la custodia, busqué el consejo de abogados y otras personas. Traté de encontrar a alguien que estuviera pasando por una situación similar a la mía. También busqué grupos de apoyo para narcolepsia en mi área, pero no encontré ninguno. Actualmente estoy tratando de comenzar uno en el sureste de Michigan.

La crianza de los hijos con narcolepsia puede ser un desafío - he aprendido que, cuando sea posible, hay que compartir toda la información con nuestros hijos. En la actualidad, mi hija biológica tiene cinco años. Ella es muy fuerte e inteligente. Tengo todos los síntomas de narcolepsia y cataplejía; algunos de ellos pueden parecer bastante extraños y difíciles de explicar a una persona normal. Estoy realmente bendecido con mi hija. Ella entiende mi narcolepsia tan bien o mejor que la mayoría de las personas que he tratado de iluminar.

Un síntoma, la somnolencia diurna, es el más fácil de explicar. Adelle entiende que tengo que dormir más que la mayoría de las personas. Ella entiende que a veces tengo una niñera que la vigila mientras tomo siestas. Mi hija es muy cariñosa; ella me pregunta a diario si estoy cansado o si necesito acostarme. Si estoy cambiando una bombilla, ella se apresura a sostener mis piernas cuando estoy en una silla. La amo totalmente y tengo mucha suerte de tenerla.

Un síntoma más difícil de entender es la cataplejía: la cataplexia aparece de muchas maneras. Una forma de cataplejía que me sucede mucho es que dejo caer cosas. Todos los días dejo caer objetos múltiples. Esto puede parecer que estoy totalmente descoordinado o incluso borracho. Mi hija sabe que no debe preocuparse y que es solo parte de la cataplejía de papá. También puedo comenzar a arrastrar mis palabras, y a veces, esto es muy notable: Adelle dice siempre si alguien nota: "No te preocupes, eso es solo la narcolepsia de papá". El siguiente síntoma es uno de los más difíciles de manejar para mí y puede ser bastante vergonzoso. A veces frunzo el ceño. Una vez, mi hija vio este síntoma y dijo: "Papi, ¿estás bien o estás triste?"

Le dije: "No, cariño. Estoy frunciendo el ceño debido a mi narcolepsia y cataplejía ".

A veces pierdo el control muscular en mi cara, y me hace ver que estoy frunciendo el ceño. Le dije que no se preocupara, estoy sonriendo por dentro. Desde entonces, si Adelle ve que esto ocurre, le dice a cualquiera que también lo note: "No te preocupes, eso es solo la narcolepsia de papá: él está sonriendo por dentro".

Otro síntoma que mi hija detecta todo el tiempo es cuando me quedo mirando al vacío. Ella es muy buena para detectar esto, y me lo hace saber de inmediato. Y cuando me lo dice, salgo de eso. Ahora que soy un padre con narcolepsia (y un padre soltero, además), realmente estoy buscando apoyo. Este a veces es difícil de encontrar. Por ejemplo, necesito niñeras asequibles que sean confiables. Este año, cedí a contratar un servicio de jardinería para poder pasar más horas de vigilia con mi hija. No sé qué depara el futuro, pero espero poder ser el mejor padre que pueda ser para mi hija. Desearía que hubiera más recursos para los padres con narcolepsia y otras discapacidades.

Me gustaría compartir una historia de esta pasada Pascua. Estaba preparando a Adelle para pasar la noche y las vacaciones en casa de su madre. He mencionado antes que me cuesta mucho hacer un seguimiento de las cosas. En esta ocasión, Adelle estaba empacada y lista para partir. Justo entonces, estaba buscando por todas partes las llaves de mi auto. Pasé unos quince minutos buscándolas. Finalmente, me rendí y decidí tomar mi juego extra de llaves que sigo colgando en la cocina. Coloqué a Adelle en el asiento de su auto y procedí a mi posición en el asiento del conductor. Adelle sabía que estaba buscando mis llaves. Justo antes de salir de mi camino de entrada, mencioné una vez más que deseaba saber dónde estaban las llaves de mi auto. Adelle me escuchó y dijo: "Papá, ¡Día de los inocentes!"

¿Dije que?"

Luego dijo: "Papá, no te enojes conmigo. Nunca te jugué una broma antes ".

Yo respondí: "¿De qué estás hablando?"

Ella respondió: "Puse las llaves debajo de la almohada para una broma del día de los inocentes".

El día siguiente era el 1 de abril. La miré y le dije: "En serio, por favor no lo vuelvas a hacer".

Ella respondió: "Está bien, papá".

Le dije que era bastante divertido, pero la próxima vez que quisiera jugar una broma del día de los inocentes, debería asegurarse de que no implicara algo tan importante.

"Está bien, papá", respondió ella. "¿Seguro que no estás enojado conmigo?"

Le dije a Adelle: "¿Cómo podría estar enojado contigo? Eres tan linda que, si fueras un conejito de chocolate, te comería completa".

Los dos nos reímos, después de todo, el día siguiente era domingo de Pascua.

A Adelle le encanta ir a los carnavales, y me encanta llevarla. Recientemente, antes de que se publicara este libro, Adelle y yo visitamos un carnaval dos días seguidos. Nos divertimos muchísimo, y no hace falta decir que Adelle me agotó, pero no hasta que le gané algunos premios geniales. Tuvimos alrededor de una milla de regreso a casa después del carnaval. Adelle y yo volvimos a nuestra camioneta y la abroché. Le dije a Adelle: "Hija, me alegro de que no tengamos mucho camino para conducir a casa esta noche".

Luego le pregunté: "Cuando seas mayor, ¿me vas a llevar?"

Adelle respondió: "Claro, a menos que tenga narcolepsia, entonces no tenemos suerte".

Ella es muy graciosa A veces pienso que es mucho mayor de lo que sugeriría su edad.

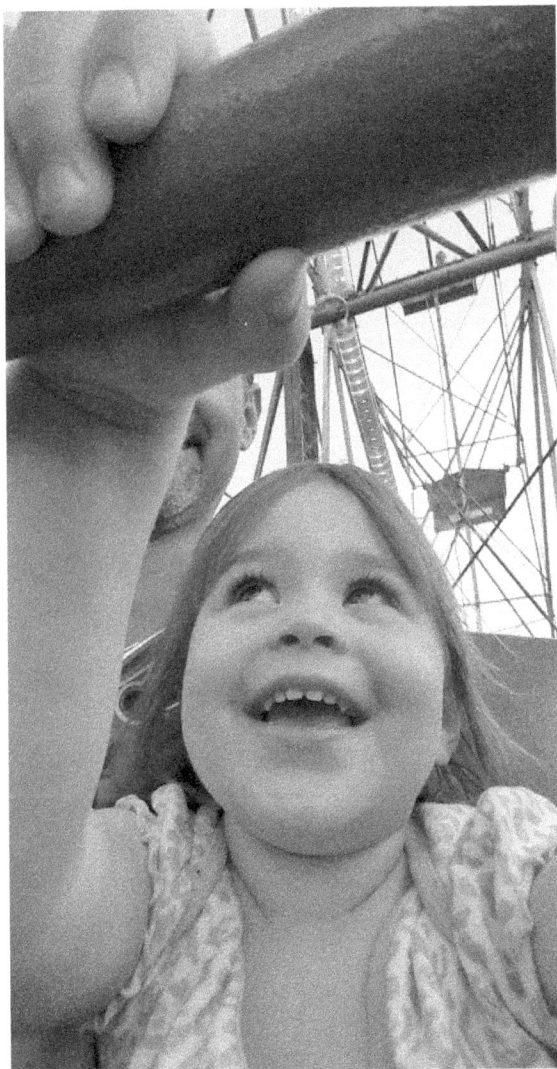

Adelle y su papá en su paseo favorito, la noria,
a los dos años y medio

CAPÍTULO 27

LA VERDAD

Mi padre siempre decía "las cosas no siempre son lo que parecen", tal vez todos ya hayamos escuchado esto. Eso es muy cierto en lo que respecta a mi vida con la narcolepsia. No solo fue un largo viaje solo para descubrir que tenía una afección llamada narcolepsia, sino que tratar de explicarle a la población general qué es la narcolepsia y cómo afecta a una persona no solo es difícil para mí, incluso es difícil para las organizaciones como la Red de Narcolepsia que siempre intentan difundir el mensaje. Esto me recuerda un artículo de la revista trimestral publicado por la fundación.

Una niña pequeña fue diagnosticada con narcolepsia, recibió una nota de su médico y estaba tratando de conseguir un lugar para poder dormir la siesta en la escuela. El director le hizo pasar un mal rato y le dijo que debería ver a un psiquiatra. La Red de Narcolepsia se enteró de esto, y volaron para visitar este distrito escolar para aclarar la situación. ¿Desde cuándo puede un director pasar sobre un niño que tiene una nota del médico? Realmente es increíble. Muchas cosas son difíciles de explicar, pero una vez que se tiene la información correcta, generalmente se vuelve más fácil. Con el tiempo las cosas pueden cambiar; lo que una vez pensamos que era verdad puede cambiar totalmente con el tiempo. A veces, incluso lo contrario de lo que alguna vez se pensábamos que era un hecho puede ser cierto. Es difícil creer que durante mucho tiempo, las personas estaban seguras de que la tierra era plana. En las décadas de 1940 y 1950, se pensaba que las lobotomías eran un buen último recurso para las personas con problemas mentales graves. Cuando estaba creciendo, Plutón era un planeta. Entonces, un día, un grupo de científicos se reunieron y votaron para que Plutón dejara de ser un planeta. Plutón sigue siendo parte de nuestro sistema solar, pero ahora se ve de manera diferente a un planeta. El punto es que hay muchas cosas que vemos hoy como hechos, que dentro de diez o veinte años podríamos estar diciendo "¿qué estábamos pensando?" Algunas personas no creerán algo a menos que puedan verlo. Si a una persona le falta una extremidad, como un brazo o una pierna, podemos ver esa falta con claridad. Ese es el viejo dicho "Ver para creer". Con la narcolepsia realmente no se puede ver, por lo que algunas personas no pueden creerlo.

Un día escribí un pequeño dicho sobre la verdad y lo que significa para mí. Parece encajar en muchos temas, pero ciertamente en el caso de la narcolepsia, parece cierto.

La Verdad

La Verdad siempre es, Siempre fue,
Y siempre será. Las percepciones cambian.
Las leyes cambian.
Las evidencias cambian. Los hechos cambian.
La verdad nunca cambia; siempre permanece igual.
La verdad está en tu corazón; no puedes verla o sostenerla.
Pero sabes que está allí. Puedes negar la Verdad,
Pero la verdad no desaparecerá.
La Verdad no puede ser probada y refutada.
La Verdad no se puede comprar o vender.
La Verdad no se puede dar o robar.
La Verdad es siempre la misma y siempre permanece.
Y esa es la Verdad.

Jeff Wood, PWN

CAPÍTULO 28

MIS PENSAMIENTOS

Gran parte de lo que ahora sabemos sobre la narcolepsia se ha aprendido con la ayuda de Dobermans y Labrador Retrievers. Se sabe que estos caninos tienen narcolepsia y cataplejía en grandes cantidades. La investigación que he realizado sugiere que son los únicos caninos que sufren de narcolepsia, así como algunos caniches. El Centro de Narcolepsia de la Universidad de Stanford y el Dr. Emmanuel Mignot han estado a la vanguardia de la mayor parte de esta investigación[5]. Los investigadores parecen aprender mucho de los animales por razones obvias. Son mucho más fáciles para realizar pruebas que los humanos los animales no pueden decir que no.

---

5 Dr. Emmanuel Mignot, Medicina de Standford, ingresado el 30 de Octubre de 2018, https://med.stanford.edu/narcolepsy/mignot.html.

Siempre me han fascinado los osos negros, son animales muy interesantes. En cierto modo, los osos negros son los dueños del sueño. No sé si hay muchos estudios sobre osos negros con respecto al sueño, pero hibernan en promedio de tres a cuatro meses al año. Me interesaría saber si tienen niveles similares de hipocretina como los humanos. Tal vez aumentan y disminuyen estos niveles de forma natural mientras hibernan. Un hecho interesante sobre los osos negros es que son los únicos animales que tienen la capacidad de retrasar la implantación del óvulo fecundado de la hembra en el útero. Los osos negros generalmente se aparean en junio, pero el óvulo fecundado no llega al útero hasta noviembre. Esta es la forma natural de los osos negros de evitar que el feto se desarrolle a menos que la madre tenga suficiente grasa corporal y otros nutrientes para sobrevivir el invierno y proporcionar leche a sus cachorros. Los osos negros pueden tener otros rasgos únicos que no conocemos y que los ayudan a hibernar.

Quizás podría hacerse una investigación sobre los osos negros para ayudarnos a aprender más sobre muchos trastornos del sueño.

Una medicina que tomo para la narcolepsia es Xyrem. Una cosa que Xyrem hace es evitar que entre en REM de inmediato cuando me quedo dormido. Tomo este medicamento en dos dosis, una justo antes de quedarme dormido y otra unas cuatro horas después. He notado que muchas veces después de tomar mi primera dosis, no puedo conciliar el sueño de inmediato. De hecho, muchas veces me siento más despierto que todo el día. He notado que en este momento mi diplopía (visión doble) parece desvanecerse después de tomar la primera dosis de este medicamento, y es un buen momento para leer y hacer mis facturas en línea (al menos durante los primeros veinte minutos después de haber tomado mi primera dosis).

Quizás Xyrem se pueda tomar durante el día en dosis más pequeñas para ayudar a algunos pacientes narcolépticos a mantenerse despiertos. Una forma de probar esta teoría en algunos pacientes narcolepticos que tienen visión doble como yo sería tener un optometrista u oftalmólogo para observar los ojos de los pacientes antes de tomar una dosis menor de Xyrem. Luego, aproximadamente diez minutos después de tomar una dosis de Xyrem, revisar los ojos del paciente para ver si la visión doble ha disminuido. Esta idea no es tan loca cuando lo piensas. Xyrem haría que las personas normales se durmieran profundamente, pero los pacientes narcolépticos entran en REM generalmente muy rápidamente cuando se quedan dormidos. Uno de los propósitos de Xyrem es reducir la cantidad de sueño REM que tiene un paciente con narcolepsia por la noche. Entonces, en cierto modo, cuando los narcolepticos toman Xyrem, caen en un sueño menos profundo de lo que lo harían sin tomar Xyrem. En mi teoría, después de que un paciente como yo toma Xyrem, en realidad están siendo retirados de REM y cada vez están más alertas.

Otra forma de probar mi teoría sería tener unos veinte pacientes narcolepticos conocidos para pasar unos días en una clínica del sueño. Los pacientes narcolépticos en este estudio podrían someterse a una prueba de sueño diurno MSLT sin tomar ningún medicamento para ver qué tan rápido caen en el sueño REM. Luego, al día siguiente, podrían tomar una pequeña dosis de Xyrem e intentar la prueba MSLT nuevamente para ver si caen o no en REM rápidamente.

Los pacientes con TDAH toman Adderall y otros medicamentos para ayudarlos a concentrarse o disminuir su velocidad. La anfetamina que toman hará que la mayoría de las personas estén muy hiperactivas o alertas, pero funciona de manera opuesta en pacientes con TDAH que en personas sin TDAH. Creo que Xyrem puede funcionar de la misma manera en pacientes narcolépticos.

Tengo que mencionar esto porque me ha molestado desde que lo leí - he visto muchos artículos que sugieren que en el país insular de Japón, una de cada quinientas personas tiene narcolepsia. Esto es cuatro veces el promedio del resto del mundo. No puedo evitar pensar que si un desencadenante ambiental podría causar la narcolepsia en muchas de estas personas, ¿Señala esto los efectos duraderos de las bombas atómicas que se lanzaron sobre Hiroshima y Nagasaki?

CAPÍTULO 29

MI NARCOLEPSIA

Mi narcolepsia ha progresado a lo largo de mi vida. El siguiente es un cuadro que muestra cuánto tiempo he pasado durmiendo durante mis años de adulto:

Horas de Sueño por Día	8	9	9.5	10.5	12	14
Edad		20	30	35	40	45	50

En mi adolescencia, aparecieron mis primeros signos de cataplejía graves. Estas experiencias de cataplejía fueron provocadas por la risa y la ansiedad extremas. Estos casos de cataplejía ocurrirían ocasionalmente y continuarían aproximadamente a la misma tasa de prevalencia a lo largo de mi vida hasta el día de hoy. Sin embargo, otras experiencias de cataplejía que parecen no desencadenarse se han intensificado a lo largo de mi vida. Estas incluyen la pérdida de tono muscular en mis manos que resulta en la caída de muchas cosas; en este punto de mi vida, a los cincuenta años, esto ocurre diariamente y varias veces al día. También frunzo el ceño durante el día sin saberlo; también se cree que esto es una forma de cataplexia. Arrastrar mis palabras también es algo cotidiano y parece ser cada vez más frecuente a medida que envejezco.

En este momento de mi vida, estoy durmiendo un promedio de catorce horas en un lapso de veinticuatro horas. Conducir para mí se ha vuelto limitado y no conduzco largas distancias. Sé que existe una gran posibilidad de que en algún momento en el futuro no conduzca, y eso me da miedo.

Mi visión doble no muestra signos de disminución y puede empeorar. Tomo varios medicamentos para la narcolepsia y la cataplejía, pero ninguno parece funcionar bien. Puedo decidir en algún momento dejar de usar medicamentos por completo. He probado varias terapias y he aparecido en muchos ensayos farmacológicos, pero nada me ha funcionado todavía. Recientemente probé infusiones de vitamina C y todavía estoy experimentando con ellas. Hace unos años, estaba en un ensayo de drogas donde los pacientes consumirían una forma de histamina. Esto tiene sentido - si el antihistamínico te cansa, la histamina te despertará. En realidad, nunca probé el medicamento en el ensayo. Cuando terminé el proceso de selección, el ensayo se detuvo. Hubo demasiados efectos secundarios.

Hago ejercicio todos los días y como extremadamente bien. No bebo alcohol y hago todo lo posible para mantenerme en la mejor forma posible. Es posible que esto no sirva de mucho para mi narcolepsia, pero debería ayudar con cualquier otro problema de salud de la misma manera que los ejercicios que hago para los discos herniados que tengo en la espalda. Los ejercicios para mi espalda no harán que mis discos herniados desaparezcan, pero fortalecerán todos mis músculos en el área para ayudar con la carga que los discos herniados ejercen sobre mi espalda baja.

Como mencioné, he probado muchas medicinas y terapias para mi narcolepsia, una cosa que creo que me da más alerta es el café y la cafeína que recibo al beberlo. Sé que me pone en marcha por la mañana. Esto me lleva a otro problema. Desde los cuarenta y cinco años, he estado sufriendo mucho dolor de vez en cuando en mi área genital. Consulté a mi médico que me revisó y no pudo encontrar ninguna anormalidad. Discutimos las posibilidades de que mi dolor de espalda baja causara esto, pero no era probable. Decidimos hacer una cita con un urólogo. El urólogo realizó algunas pruebas; todo se veían bien. Luego, mi urólogo sugirió que muchos hombres que beben mucha cafeína tienen este tipo de dolor de vez en cuando. Me preguntó si tomo mucho café; Dije sí. Me sugirió que dejara de tomar café para ver qué pasaba. Lo intenté, pero realmente necesito café para ponerme en marcha. Pensé, *sabía que la narcolepsia era un dolor en las bolas, pero ¿en serio, esto?* Todavía estoy tratando de encontrar una respuesta para el problema del dolor - no todos los días, pero cuando lo siento, el dolor es bastante extremo.

Tratar de explicar la narcolepsia es difícil, pero realmente no es solo estar un poco cansado.

Por las mañanas cuando me levanto, muchas veces siento que tengo una resaca extrema, como la que podría tener al beber demasiado alcohol la noche anterior. Sin embargo, no estuve bebiendo la noche anterior. Al explicar esto a un buen amigo mío, dijo: "Es como si tuvieras la resaca sin emborracharte".

Esa es una buena manera de decirlo.

Otras veces, me levanto por la mañana y tengo las piernas totalmente cansadas, parece que he estado corriendo durante millas. Durante el día, cuando estoy despierto, no tengo energía total. Por lo general, tengo unas pocas horas buenas en las que siento que puedo hacer cualquier cosa, pero debo tener cuidado, especialmente mentalmente, porque este sentimiento se desvanece rápidamente y necesito estar preparado para ello.

La privación del sueño se usa como una forma de tortura; obviamente, no tengo idea de cómo es eso. Tendría que adivinar que es extremadamente malo. El cansancio que puede sufrir una persona narcoléptica es extremadamente malo para muchos narcolepticos, algunos más que para mí. Es importante para mí internalizar el hecho de que la narcolepsia no es como estar un poco cansado. Si conoce a alguien con narcolepsia, espero que entienda lo que estoy tratando de decir.

Una cosa que amo más que nada es la música y asistir a conciertos. En mis veintes y treintas, no sería raro que asistiera de cincuenta a cien conciertos en el lapso de un año. Una vez que llegué a los cuarenta, tuve suerte si asistía a cinco conciertos al año. Toqué el bajo y canté en una banda de rock local desde principios de la década de 1990. Desde los cuarenta años, esto se ha vuelto mucho más difícil hasta el punto de que ya no interpreto nada en el bar. En este punto de mi vida, todavía toco música y escribo canciones, pero está más limitado al estudio y a los conciertos diurnos. Cuando ensayo con mi banda, generalmente termino a las 9:00 p.m.

No sé qué depara el futuro, pero nunca dejaré de luchar contra la narcolepsia o buscaré formas de encontrar más energía para hacer cosas como la música. En una conversación reciente con un amigo mío, mencioné que duermo catorce horas al día. Él dijo: "Vaya, tus días deben pasar rápido". Le dije que sí, y eso apesta. Mentalmente, sé que solo puedo hacer mucho en un día, pero mi corazón quiere hacer más.

La narcolepsia es totalmente opuesta a quien soy. Mi hermana me dijo recientemente: "Jeff, estás bien. Eres la persona más ambiciosa que conozco."

Le dije: "Gracias por notarlo".

CAPÍTULO 30

PORTLAND

He aprendido mucho mientras escribía este libro. Desde el primer momento en que pensé en escribir este libro hasta el día de hoy, he perdido a un hermano: Billy Wood. Perdí a un hijo, Jeffrey Stephen Wood. Perdí a mi pequeño amigo, mi Hunter Bear. He estado casado y divorciado. Por muchas razones diferentes, comencé y dejé de escribir este libro. Sin importar si este libro es bueno o malo o en algún punto intermedio, necesitaba terminarlo. Si no es por otra razón, sería al menos para cerrar un ciclo. En cierto modo, es una experiencia curativa para mí. En este punto de mi vida, duermo más de lo que estoy despierto. Mi doble visión se ha convertido en un gran problema, especialmente cuando intento trabajar en una computadora. Le digo a la gente que tengo un promedio de cuatro buenas horas cada día para hacer algo. Cuando termine este libro, pasaré la mayor parte de esas buenas horas, si Dios quiere, escribiendo canciones, algo que amo y en lo que soy bueno.

He asistido a las dos últimas conferencias anuales de la Red de Narcolepsia. Sugiero que cualquiera con narcolepsia trate de asistir al menos a una. Lo primero que aprendí en la conferencia fue que siempre tienen un área para dormir. Pensé que esto era increíble porque me había estado preguntando cómo podría durar toda una conferencia. Hay muchas cosas que hacer allí, uno no puede ni creerlo. Conocí a otras personas con narcolepsia, PWN para abreviar. Este fue el primer lugar donde pude hablar en persona con otras personas con narcolepsia y cataplejía. Hice muchos amigos allí y compartí muchas experiencias. Gracias, Red de Narcolepsia.

Mandy, una mujer con narcolepsia que conocí en la conferencia de Portland, Oregon, intercambió historias narcolepticas conmigo. Le mencioné que tengo dos teléfonos celulares. Guardo uno extra en un lugar seguro para poder llamar al otro teléfono cuando lo perdo. Ella pensó que era divertido y una buena idea; ella mencionó que también perdía mucho su teléfono. Una noche invité a Mandy para hacer un pequeño recorrido por Portland. Pasé por su habitación para recogerla. Estaba lista para irse, pero había perdido algunas cosas.

Mandy me dijo: "Estaré lista en un minuto. Solo necesito encontrar mis llaves y algunas cosas".

Respondí: "Está bien, no hay problema".

Mandy procedió a revolver toda su habitación de hotel, buscando sus posesiones.

Después de unos cinco minutos, Mandy parecía un poco molesta y me dijo: "Lo siento, puedes irte sin mí si quieres".

Me puse a reír.

Mandy exclamó: "¿Por qué te estás riendo?"

Le dije: "No me estoy riendo de ti. Me estoy riendo contigo."

Ella respondió: "¿Qué?"

Entonces dije: "Verte buscar sus llaves y cosas es como mirarme en un espejo; es una experiencia curativa".

Entonces le dije: "Tómate el tiempo que necesites. No tengo prisa."

Ella dijo: "Gracias".

Entonces le dije: "Nunca tienes que disculparte por ser narcoleptica para mí".

A ella parecía gustarle eso. No pasó mucho más tiempo, y Mandy encontró sus llaves. Y estábamos en camino para visitar Portland.

Justo antes de la conferencia de 2017 en Portland, casi había terminado con mi libro. Sé que nunca me quedaré sin material para este libro. Estoy seguro de que tendré muchas más historias de narcolepsia en mi vida para compartir. Recuerdo lo que mi padre solía decir: "Haz algo, incluso si está mal".

Creo que lo que quiso decir es que a veces solo tienes que hacer algo y ver cómo funciona. No puedes tener miedo al fracaso o nunca tendrás éxito. No puedo esperar para terminar con este libro. Estaba totalmente aniquilado (incluso más de lo habitual) al final de la última conferencia en Portland, Oregon. Tuve que correr a casa y llevar a mi hija a pedir dulces a Halloween. Después de eso, fuo a terminar mi libro lo antes posible.

En la conferencia, tomé un libro llamado Cuarenta Guiños, de Brenda A. Moore. Este es un libro sobre narcolepsia y sueños. Tenía el libro conmigo cuando abordé el avión desde Portland, Oregon, a Detroit, Michigan. El vuelo a Detroit tomó unas tres horas. Mi asiento era la última fila del avión. Sin embargo, tenía el asiento del pasillo. Abordé, metí mi equipaje encima, abroché el cinturón e intenté ponerme cómodo. Saqué el libro y abrí la primera página. Eso fue lo último que recordé hasta que aterrizamos en Detroit - debo haberme desmayado. Parece que había sido un aterrizaje brusco, yo no lo sentí mal, pero realmente no lo sé, no vuelo tanto. Parecía que habíamos aterrizado bastante fuerte, pero nuevamente, como dije, estaba en la parte de atrás del avión.

Me desperté de inmediato. Justo en ese momento, el caballero en el pasillo frente a mí intentó llamar mi atención. Él dijo: "Hola amigo, ¿ese era tu libro?"

¿Dije que?"

Él dijo: "¿Era ese tu libro en el pasillo?". Yo dije: "No sé, supongo que sí".

Él dijo: "Deberías haberlo visto. Estaba en el suelo y navegó un millón de millas por hora hasta la cabina".

Le dije: "¿En serio?" Él dijo: "¡Sí!" Le dije: "¡Guau!" Él dijo: "Sí".

Justo en ese momento, el piloto llamó al intercomunicador y dijo: "Este es un mensaje para el dueño del libro, voló hasta aquí, lo tengo en mi regazo".

AGRADECIMIENTOS

Me gustaría agradecer a las siguientes personas y organizaciones por toda su ayuda y apoyo:

La Red de Narcolepsia, la Organización Nacional de Enfermedades Raras [NORD], el Instituto Nacional de Salud, la Clínica Mayo, Caring Voice Coalition, el Dr. Narayan P. Verma y la Clínica del Sueño BG Tri County, el Dr. Robert B. Popovski y el personal de la familia de Médicos Roseville, el Dr. David Lustig, el Dr. Charles R. Stern, el Dr. Lawrence Konst, el Dr. Ronald Heitman, el Dr. Piero A. Simone, la Iglesia de Motociclistas Cristianos de Narrow Path, Fort Wayne Neurology, el Consejo Regional de Carpinteros de Michigan, Carpenters Local 687, Nicole Jeray y Swinging for Sleep, Joyce A. Scannell, y toda mi familia y amigos que han estado allí para mí, ya saben quiénes son.

ACERCA DEL AUTOR

Jeffrey J. Wood es un carpintero de Journeyman Union (aprendiz graduado) con más de treinta años de experiencia y que ha vivido en el Cetro de Detroit toda su vida. También es miembro fundador de la banda de rock de Detroit Modern Vagrant y es un orgulloso PWN.

GLOSARIO

Cataplexia	Una pérdida repentina involuntaria de tono muscular a veces provocada por emociones fuertes.
Diplopía	Un trastorno de la visión en el que se ven dos imágenes de un solo objeto.
Hipocretina	Cualquiera de los dos neuropéptidos (hipocretina 1 e hipocretina 2) que se producen en el hipotálamo y juegan un papel en la vigilia y la ingesta de alimentos. También se llama orexina A y orexina B.
Hipotálamo	Una región del prosencéfalo debajo del tálamo que coordina tanto el sistema nervioso autónomo como la actividad de la pituitaria, controlando la temperatura

	corporal, la sed, el hambre y otros sistemas homeostáticos, y está involucrado en el sueño y la actividad emocional.
Sueño Lúcido	Un sueño donde la persona que sueña es consciente de que está soñando y que puede controlar el sueño hasta cierto punto.
Narcolepsia	Es un trastorno neurológico que afecta el control del sueño y la vigilia, caracterizado por somnolencia diurna excesiva.
Orexina	Cualquiera de los dos neuropéptidos (orexina A y orexina B) que se producen en el hipotálamo y juegan un papel en la vigilia y la ingesta de alimentos. También se llama hipocretina 1 e hipocretina 2.
Parálisis del Sueño	Una sensación de estar consciente pero incapaz de moverse, que ocurre cuando la persona pasa del sueño a estar despierta.

www.ingramcontent.com/pod-product-compliance
Lightning Source LLC
Chambersburg PA
CBHW032112280326
41933CB00009B/803